儿童常见健康问题
家庭防护

马艳茹　主编

中原农民出版社

· 郑州 ·

图书在版编目（CIP）数据

儿童常见健康问题家庭防护 / 马艳茹主编 . — 郑州 : 中原
农民出版社 , 2022.9
　　ISBN 978-7-5542-2632-2

　　Ⅰ . ①儿… Ⅱ . ①马… Ⅲ . ①小儿疾病 – 常见病 – 预防
②小儿疾病 – 常见病 – 护理 Ⅳ . ① R720.1 ② R473.72

中国版本图书馆 CIP 数据核字（2022）第 149797 号

儿童常见健康问题家庭防护
ERTONG CHANGJIAN JIANKANG WENTI JIATING FANGHU

出　版　人：刘宏伟
责任编辑：柴延红
责任校对：王艳红
责任印制：孙　瑞
封面设计：薛　莲

出版发行：中原农民出版社
　　　　　地址：郑州市郑东新区祥盛街 27 号 7 层　　邮编：450016
　　　　　电话：0371-65788199（营销部）
经　　销：全国新华书店
印　　刷：河南省诚和印制有限公司
开　　本：710 ㎜×1010 ㎜　1/16
印　　张：12
字　　数：280 千字
版　　次：2022 年 9 月第 1 版
印　　次：2022 年 9 月第 1 次印刷
定　　价：56.00 元

如发现印装质量问题影响阅读，请与印刷公司联系调换。

《儿童常见健康问题家庭防护》编委会

俗话说："孩子不是成人的缩影。"处于生长发育阶段的儿童，身体器官发育尚不完善，很多疾病的临床症状不典型，身体检查配合度不高，再加上患儿和家长不能准确地描述病情，辅助检查所需的标本采集困难，甚至有些检查因具有损害性，或受设备环境影响、经济条件制约等原因不能进行，也不同程度地增加了儿童疾病诊断的难度。

儿科亦称"哑科"，这种说法源于儿童不能准确地表述症状，多靠家长的描述、医生的推断完成初步诊断，这样有时会延误治疗甚至造成不可逆的伤害。家长们仔细的日常观察、准确的症状表述是儿科医生第一手的信息来源，也是及时精准诊断的基础，同时家长早期正确的处理也能为后期的最佳预后提供有力保证。

通常非儿科临床专业的家长，对于儿童疾病的认识多来自社会上科学知识普及推广宣传。近年来，科学知识普及推广已经渗透到社会生活的各个领域，以图书、影像、动漫、视频等多种方式展示，尤其以小视频为代表的自媒体形式因其门槛低、影响面大广为传播。但是由于从事这种推广的人员专业水平参差不齐，知识的可靠性有待考证。

为此，我们组织多名三甲医院儿科的专业医生结合多年执业经验，收集临床常见问题，编写了本书，以期给家长们提供一本真实可靠、切实可用的科普文案，以获得儿童常见疾病的最初判断及处理方法的专业帮助。

本书内容广泛、全面翔实，是家庭必备的儿童疾病家庭救治指导的实用手册。

编　者

2022 年 2 月

目录

一、正确认识儿童

国际《儿童权利公约》定义：儿童为 18 岁以下的任何人。

1991 年 12 月 29 日第七届全国人民代表大会常务委员会第 23 次会议批准中国加入《儿童权利公约》，把本公约规定的义务从单纯意向角度上的宣言转变成为改善所有中国儿童的生活的具体行动方案。

儿童有别于成人的最大特点是成长性，也就是从出生到发育成熟的过程；在这个过程中，儿童全身各系统、器官、组织的体积、体重不断增大，功能不断发育完善成熟。

儿童的生长发育既是一个连续的过程，也有明显的阶段性。儿科学一般将儿童年龄分为七期，分别为胎儿期、新生儿期、婴儿期、幼儿期、学龄前期、学龄期和青春期。各个阶段的差异主要表现在以下几方面：

- 各种器官功能不同。
- 对各种疾病的免疫力不同。
- 对疾病的反应不同。
- 对药物剂量及药物种类的耐受程度不同。
- 心智发育及运动能力不同。
- 情绪反应的方式和类型不同。

正确认识儿童，从正确区分儿童的各年龄期开始，掌握不同时期的特点是了解儿童常见病的基础。

胎儿期　从受精卵形成到娩出为止，约 40 周。

胎儿的正常生长发育与母体息息相关，母亲妊娠期间如果受到感染创伤、滥用药物或毒品、接触放射性物质、缺乏营养、严重疾病和心理障碍等不利因素影响，都可能会导致胎儿流产、畸形或宫内发育不良等。

新生儿期　胎儿娩出脐带结扎时开始至出生后满 28 天。

新生儿发病率、死亡率均高，由于其所处的内外环境发生根本变化（从妈妈子宫内娩出，脱离母体），需要适应新的生存环境。

分娩过程中的损伤、感染持续存在，先天畸形也常在此时被发现。

婴儿期　从出生28天后到满1周岁。

婴儿生长发育极其旺盛，营养需求量相对较高，各系统器官生长发育持续进行，但不够完善成熟，尤其是消化系统，喂养不当或辅食添加不当时容易发生功能紊乱，如腹胀、腹泻、呕吐等。

婴儿体内来自妈妈的抗体逐渐减少，而自身的免疫功能尚未成熟，抗感染能力弱，容易发生各种感染和传染性疾病。

幼儿期　1~3周岁。

幼儿体格生长发育速度较前稍减慢，智能发育迅速，活动范围扩大，接触社会事物增多。

消化系统功能仍不完善，营养需求量仍相对较高，断乳和转乳期食物添加须在该阶段进行，适宜的喂养是保持正常生长发育的重要环节。

幼儿对危险的识别和自我保护能力有限，意外伤害发生率高，需要家长格外注意防护。

学龄前期　3岁至入小学（6~7岁）前。

儿童体格生长发育速度已减慢，处于稳步增长状态。

智能发育更加迅速，与同龄儿童和社会事物广泛接触，知识面扩大，自理能力和初步社交能力得到锻炼。

学龄期　入小学（6~7岁）始至青春期前。

体格生长速度相对缓慢，除生殖系统外，各系统器官外形均接近成人。

智能发育更加成熟，可接受系统的科学文化教育。

青春期　年龄范围一般为10~20岁。

作为儿童到成人的过渡时期，这个阶段性成熟并形成生殖能力，同时也是儿童生理、心理和情感发展的必经过程。

女孩的青春期开始和结束比男孩提前2年左右。

　　这个阶段儿童的体格生长发育再次加速，出现第二次生长高峰，生殖系统的发育加速并渐趋成熟。

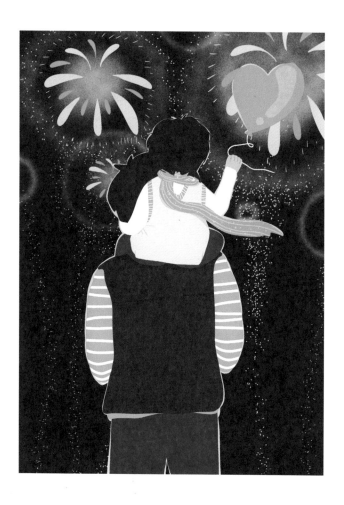

二、儿童急救

由于自身生长发育的特点，儿童易患感染性疾病、中毒，易受到创伤等意外伤害，严重者甚至危及生命。

目前，我国儿童的重症救治工作已经比较完善，儿童重症监护病房（PICU）和新生儿重症监护病房（NICU）的建立和发展，为儿童危重症的救治提供了专业化的救治场所和医疗团队。

儿童急救强调尽早判断和尽早救治，现场"第一目击人"及时和有效的初步急救，既可赢得最佳抢救时机，又有助于降低伤害程度和伤害后遗症状。

无论是院内还是院外，心搏骤停，应争分夺秒，在"第一时间"实施心肺复苏（CPR）。儿童与成人的CPR程序均为C-A-B，即胸外按压（C）-开放气道（A）-建立呼吸（B），但新生儿CPR程序为A-B-C。

急性呼吸衰竭是儿科常见危重症。

儿童中毒重在预防。但因为年龄小，儿童缺乏识别有毒或无毒的知识和经验，急性中毒临床多见。

在毒物性质未明时，急性中毒救治以排出体内的毒物为首要措施，应采取各种措施减少毒物吸收和促进毒物排泄，同时维持呼吸、循环等系统的功能。另外，要对可疑含毒物品或患儿排泄物取样进行检测，对高度怀疑某种特定毒物中毒者，可采取相应的特效解毒药物治疗。

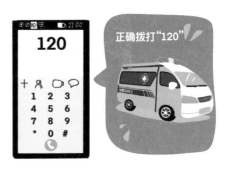

正确拨打"120"

儿童心肺复苏

儿童心肺复苏是在心搏、呼吸骤停的情况下所采取的一系列急救措施，包括胸外按压形成暂时性人工循环、人工呼吸纠正缺氧、电击除颤、转复心室颤动等，其目的是使心脏、肺脏恢复正常功能，以挽救生命。

儿童呼吸、心搏骤停的原因

- 呼吸系统疾病急速进展：如严重哮喘、喉炎、重症肺炎、肺透明膜病（新生儿呼吸窘迫综合征）等。
- 心血管系统状态不稳定：如大量失血、严重心律失常、心肌炎、心肌病、心力衰竭等。
- 神经系统疾病急剧恶化：如昏迷患儿常无足够的呼吸驱动以保证正常的通气。
- 意外伤害：如外伤、车祸、溺水、触电、雷击、烧（烫）伤、误服药品或毒品，甚至自杀等。

家长需要掌握的知识和技能

迅速评估和启动应急反应系统

要求在 5～10 秒内做出准确判断，评估环境对抢救者和患儿是否安全，评估患儿的反应性和呼吸，检查大动脉搏动（婴儿触摸上臂内侧的肱动脉、儿童触摸颈动脉或股动脉），迅速决定是否需要心肺复苏术。同时拨打急救电话。

儿童心肺复苏的操作流程

- **第一步**　胸外按压：双手掌根重叠后在胸骨下半段处的胸外按压，每分钟 100～120 次，按压深度至少为胸部前后径的 1/3（婴儿约 4 cm、儿童约 5 cm、青春期儿童最大不超过 6 cm）。

- **第二步**　开放气道：首先清理口、咽、鼻分泌物、异物或呕吐物，用一只手的掌外侧按住患儿前额，另一只手提起患儿下巴，保持其呼吸道畅通。

- **第三步**　人工呼吸：开放气道之后做 2 次人工呼吸，持续将气体吹入患儿口内，观察胸廓隆起，必须要看到患儿胸廓起伏才算有效。如人工呼吸后仍未见明显的胸廓隆起时，需做第二次人工呼吸。

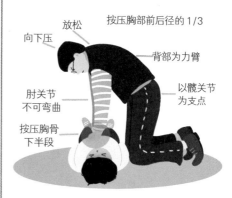

放松
按压胸部前后径的 1/3
向下压
背部为力臂
肘关节不可弯曲
以髋关节为支点
按压胸骨下半段

- 如果患儿仍无自主呼吸及大动脉搏动，必须重复以上操作，直到医务人员到达。

三、儿童意外伤害

意外伤害是指突然发生的各种事件或事故对人体所造成的损伤，包括各种物理、化学和生物因素。

对儿童来说，意外伤害发生率比较高，一般可以归结为五类：由动物造成的伤害、从高处跌落、误食药品、溺水以及烧（烫）伤。

国际疾病分类(ICD-10)已将意外伤害单独列为一类，其中包括交通事故、溺水、窒息、中毒、烧（烫）伤、跌落、动物咬伤、自杀或他杀等。

儿童意外伤害已日益成为危害儿童生存和生存质量的主要原因，我国的抽样调查研究结果表明，意外伤害已成为我国 ≤ 14 岁儿童死因的第一位。世界卫生组织报道，在全世界范围内，意外伤害是导致儿童死亡的主要因素之一，已被国际学术界确认为儿童的重要健康问题。

以往研究显示农村留守儿童意外伤害高达 31.2%。

而儿童之所以易于发生意外伤害与其认知有极大关系，因此，儿童看护人在防范意外发生中起着极其重要的作用。

让儿童"远离意外伤害"刻不容缓！

为此，需要加强对儿童的安全知识教育，老师、家长有必要了解预防儿童意外伤害方面的知识。

1. 异物卡喉

异物卡喉也称异物梗喉。儿童为什么容易发生异物卡喉？

由于儿童的会厌软骨发育不成熟，会厌保护功能不健全，在他们哭闹、说话和行动时如果嘴里含着东西，极易发生异物卡喉，堵塞气管，从而引起窒息。

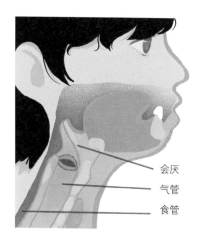

会厌
气管
食管

家长一定要学会给宝宝排出卡喉异物的方法，海姆立克法就是一种非常有效的急救方法。

海姆立克法定义：海姆立克教授于1974年发明的一种运用于呼吸道异物窒息的快速急救方法。

● 原理：突然冲击腹部—膈肌下软组织，产生向上的压力，压迫两肺下部，从而驱使肺部残留空气形成一股气流。这股带有冲击性、方向性的长驱直入于气管的气流，就能将堵住气管、喉部的食物团块等异物驱除，使人获救。

● 方法一：（用于可站立的儿童）

在孩子背后，双手放于孩子肚脐与胸骨间，一手握拳，另一手包住拳头；双臂用力收紧，瞬间按压孩子胸部；持续几次挤按，直到气管阻塞解除。

口诀：站背后，手握拳，放腹部，用力按。

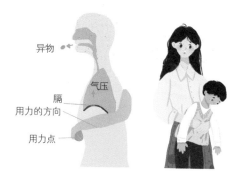

异物
气压
膈
用力的方向
用力点

● 方法二：（用于不会站立的儿童）

婴儿面朝下放在施救者前臂上，用另一手掌根部在婴儿背部两肩胛骨之间快速有力地拍打5次，观察有无异物呕出。

口诀：屈膝跪地，抱起面朝下，拍背，压胸。

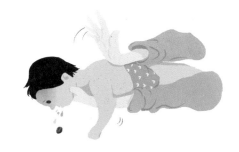

2. 消化道异物

　　消化道异物是指在消化道内不能被消化且未及时排出而滞留的各种物体，是临床常见急症。若处理不及时，可能造成严重并发症，甚至导致死亡。

　　上消化道异物滞留于食管，以食管入口处最多见。儿童的上消化道异物，以鱼刺、硬币、电池、磁铁和玩具居多，6月龄至6岁为高发年龄段。

　　异物可导致消化道出血、梗阻、穿孔。

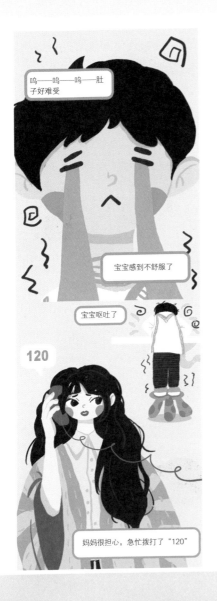

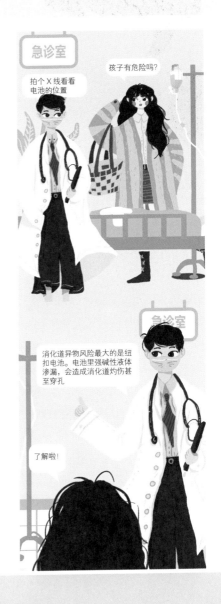

家长需要掌握的知识和技能

● 一旦考虑误服异物，首先禁食水，利于后期的内镜或外科手术治疗。

● 仔细询问病史以了解异物大小、形状、种类、吞食时间，最后一次进食的时间及食物性质，有可能的话带着实物就医。

● 口咽部、食管内异物患儿症状较明显，常表现为异物阻塞感、恶心、呕吐、疼痛、吞咽困难等。

● 不能主诉病史的儿童，若表现为拒食、流涎与易激惹等，应考虑异物的可能。

● 异物造成食管周围软组织肿胀并压迫气管者，可表现为咳嗽、气促等呼吸系统症状，此时仍需警惕消化道异物的可能。

● 特异性的临床表现提示存在相应的并发症。

伴发的特异性临床表现	提示并发症
发热	感染
血性唾液、呕血	黏膜损伤
吞咽唾液困难、流涎	伴随食管完全梗阻
出现胃型、胃蠕动波	幽门梗阻
颈部肿胀、红斑、压痛	食管穿孔
腹膜刺激征（腹部压痛、反跳痛、肌紧张）	胃肠穿孔
致命性大出血	食管瘘、主动脉瘘

出现以下情况需要就医

● 出现以下情况的上消化道异物需行急诊内镜检查：

　①损伤黏膜血管而导致穿孔等并发症的尖锐异物。

　②腐蚀性异物。

　③多个磁性异物或磁性异物合并金属。

　④食管内异物滞留超过 24 小时。

　⑤食管内异物出现气促、呼吸窘迫等气管受压合并梗阻表现。

　⑥出现吞咽唾液困难、流涎等食管完全梗阻表现。

　⑦胃内或十二指肠异物出现梗阻、损伤表现。

● 存在以下情况的上消化道异物，应在 24 小时内尽早安排内镜取出：

　①直径 ≥ 2.5 cm 的异物。

　②长度 ≥ 6 cm 的异物。

　③单个磁性异物。

　④自然排出失败的异物。

😊 问题解答

※ 误服纽扣电池一定要经胃镜取出吗?

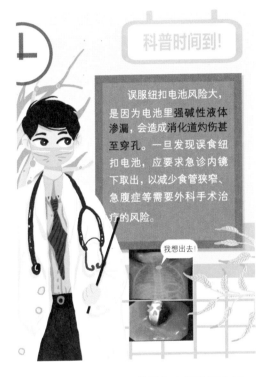

科普时间到!

误服纽扣电池风险大,是因为电池里强碱性液体渗漏,会造成消化道灼伤甚至穿孔。一旦发现误食纽扣电池,应要求急诊内镜下取出,以减少食管狭窄、急腹症等需要外科手术治疗的风险。

我想出去!

纽扣电池属于消化道异物中风险最大的一类,因为电池里强碱性液体渗漏,会造成消化道灼伤甚至穿孔。一旦发现误食纽扣电池,应要求急诊内镜下取出,以减少食管狭窄、急腹症等需要外科手术治疗的风险。

※ 儿童无痛胃镜,真的一点都不痛吗?

儿童无痛胃镜是在镇静镇痛下,就是我们所说的全身麻醉的情况下做的胃镜检查。在儿童处于麻醉状态下,短时间内就可以做完全部的治疗,不会给儿童造成心理压力和紧张,就目前我们的麻醉和抢救技术来说还是很安全的。

※ 做完胃镜多长时间可以进食?

做完胃镜检查2小时后,如果喝水不呛咳的话,可以进食少量流质或半流质的易消化食物,以后就可以正常饮食了。

※ 急诊胃镜,听起来很恐怖,是马上就可以做的吗?

急诊胃镜也需要完善胃镜前检查,常规的检查准备包括传染病四项检查、凝血功能检测和心电图检查,以确保孩子的安全。

此外,做胃镜前需要签署麻醉协议书,麻醉医生会充分了解儿童的饮食情况,固体食物需要禁食6~8小时,液体食物需要禁食4~6小时,2小时以内不进水,以减少吸入的风险,经过充分的评估,确保安全后才进行内镜下异物取出手术治疗。

※ 取异物用的异物钳会不会导致交叉感染?

取异物用的内镜异物钳介绍:

与内镜联合使用,用于人体消化道钳取和清除异物。

360°旋转式设计,方便临床操作。

外管光滑顺直不易折曲,便于穿插。

灭菌包装,一次性使用。一般不会导致交叉感染。

3. 溺水

遇到儿童溺水，千万不要惊慌，呼叫急救车后，等待急救车来的期间要抓紧时间实施急救。

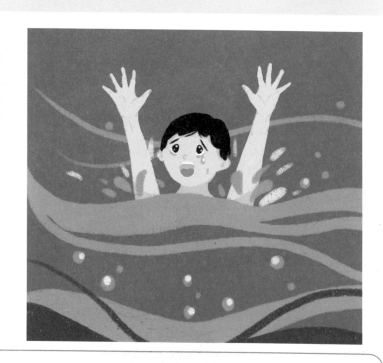

家长需要掌握的知识和技能

- 把溺水儿童救上岸后，首先检查呼吸和心跳。

- 立即将儿童置侧卧位，用触手可及的任何物品撬开口腔，清除口内如水草、泥土、呕吐物等堵塞物；并将舌头拉出，以保持呼吸道通畅。

- 救护者一腿跪下，另一条腿屈膝而立，解开患儿衣带。让患儿趴在救护者膝盖上，使其头部下垂，使水从气管、肺、胃内排出；但控水时间不宜过长，避免延误复苏，并马上进行下一步抢救。

- 如果患儿呼吸、心跳停止，应立即对患儿进行口对口人工呼吸和胸外心脏按压。

　　若现场有 2 人，一人按压心脏，另一人口对口人工呼吸；将患儿头部充分后仰，口对口人工呼吸 1 次，随后心脏按压 4 次，吹气与心脏按压交替进行。

　　若现场仅 1 人，救护者可以先口对口人工呼吸 2 次，然后做 8 次心脏按压，反复进行，也能收到较好的效果。人工呼吸与心脏按压应持续进行到心跳出现。

 温馨提示

　　冬季天气寒冷，有些水面结冰，但冰层厚度、硬度不足以承受儿童体重，家长一定要教育小孩不要到冰面上玩耍，以免悲剧的发生。

4. 鼻出血

由于幼儿的鼻腔黏膜血管比较丰富，易扩张，遇到外伤或常挖鼻孔、打喷嚏以及天气过于干燥都可能导致鼻血管破裂而引起鼻出血。

家长需要掌握的知识和技能

若不明确孩子是鼻部哪侧出血时，用食指和拇指两个手指捏紧幼儿两侧鼻翼，让幼儿用口呼吸，按压 2~5 分钟即可止血，然后用干净的毛巾帮其清洗干净。

对经常鼻出血的孩子，家长在孩子易出血的那个鼻孔涂些红霉素眼药膏，同时要提醒幼儿改掉挖鼻孔的不良习惯。

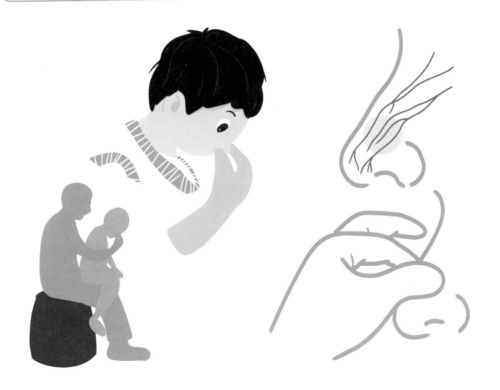

5. 烧（烫）伤

因皮肤接触热水、热汤、热饭、热油或化学物品引起的局部或大面积组织损伤。

家长需要掌握的知识和技能

脱离烧（烫）伤源，立即用冷水浸冲 20~30 分钟，局部给予降温。

对于轻度烧（烫）伤，经冷水冲洗后涂治疗烫伤的相关外用药。

烧（烫）伤面积较大的，不要随便直接撕扯幼儿衣服，应充分浸湿烫伤处皮肤及衣物，然后小心地除去衣物，可先用干净剪刀慢慢地剪开衣服，再用干净的床单或消过毒的纱布包裹送往医院。

伤势过重和接触化学物品被强酸或强碱灼伤，先用冷水冲洗后，立即就近送往医院。

> **温馨提示**
>
> 错误做法：
> 1. 使用牙膏涂抹烧（烫）伤处皮肤。
> 2. 使用冰块冰敷烧（烫）伤处皮肤。
> 3. 使用清凉油或风油精涂抹烧（烫）伤处皮肤。
> 4. 向烧（烫）伤处皮肤吹气。

 问题解答

※ 如何预防儿童的烧（烫）伤？

因为儿童识别风险的能力有限，一定不能

疏于监管。家长的监管非常重要，日常要做好如下预防措施：

● 设定好热水器（洗澡、洗手）的温度。

● 在喂孩子食物之前，自己先测试食物温度。

● 选择超声波加湿器，而不是热加湿器。

● 家中物品尽量选择防火材料。

● 孩子伸手可及的范围内不要放置热水等可能会造成烫伤的物品。

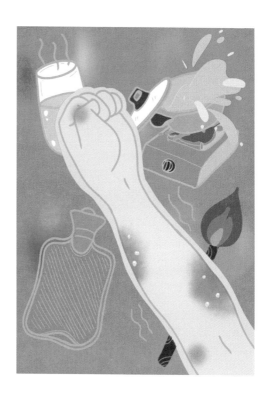

6. 骨折

直接或间接暴力、跌跤、扎伤等意外导致的骨折，根据外伤暴力程度又分为闭合性骨折和开放性骨折。

家长需要掌握的知识和技能

儿童意外受伤后未经急救包扎前不要轻易搬动肢体（尤其是受伤的肢体），以免引起骨折移位损伤的血管而引起大出血。

对于闭合性骨折（骨折处没有暴露在皮肤外），先用棍棒或坚硬的物品固定受伤的部位，再及时送到医院处理。

对于开放性骨折，先在伤口处覆盖纱布或干净的衣物，包扎伤口止血后立即送往医院。

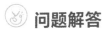 问题解答

※ 儿童骨折一般有哪些常见原因？

● 产伤：

　①暴力接生。

　②由于其他原因需迅速结束产程助产力大。

　③新生儿骨骼本身有病理改变，轻微外力致骨折，如成骨不全。

● 日常生活中造成的损伤最常见的原因，如摔倒、游戏、竞技性运动伤等。

● 交通事故损伤逐年增多，多为高能量损伤，多发骨折、粉碎骨折且合并脏器损伤。

※ 儿童骨折都有什么特点？

儿童骨折的临床特点除具有骨折的主要症状外，由于儿童软组织疏松，筋膜富有弹性，骨折后肿胀早、范围广，常有瘀斑。由于成骨、破骨细胞丰富和血运旺盛，其生长和塑形能力均较成人强，一旦骨折，愈合速度也很快。

※ 日常如何预防儿童骨折？

饮食调摄，多晒太阳，积极锻炼，做好防范。

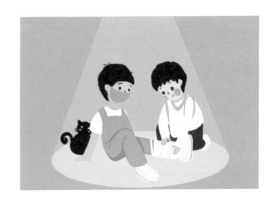

7. 触电

幼儿接触电源的插头而引起触电。

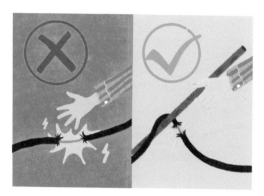

家长需要掌握的知识和技能

幼儿发生触电时，应先切断电源，再用木棍、竹竿等不导电的物体去挑开电线，切不可直接用手去拉已触电的孩子。

 温馨提示

必须让孩子知道的五个用电知识

1. 教育孩子注意用电安全，说明没有在成人监护、指导下乱动电器的危害，教给孩子正确使用电器的方法，并经常提醒孩子不要用硬物，特别是金属物等接触插座插孔。

2. 教育孩子学会认识安全标志，"黄色"用来标志注意危险。如"当心触电""注意安全"等。

3. 让孩子知道生活中所有的金属制品，如铁丝、钉子、别针等是导电的物品，千万不要用这些物品去接触、探试电源插座内部。让孩子明白：水也是导电的。电器用品注意不要沾水，不要用湿手、湿布接触电源插头和工作中的电器。

4. 教育孩子不靠近、触摸脱落的电线。不要随意拆卸、安装电源线路、插座、插头等配电设施。

5. 教育适龄孩子学会触电急救常识，知道日常场所的电源总开关的作用与位置，明确应急处理顺序为：先关断总电源，再呼喊成年人相助，用干燥的木头、橡胶、塑料等绝缘体将触电者与带电的电器分开，也可站在干燥的木板上拉触电者干燥的衣服。

8. 外伤

外伤一般由摔倒、碰撞造成。

人的皮肤有表皮（在最外层），表皮的下面是真皮，含有丰富的血管和神经，再下面是皮下组织。擦伤最外层的表皮，不会出血很多，但比较痛。

家长需要掌握的知识和技能

儿童受到的碰击不是很严重，患处没有出现肿胀或活动困难等症状，可以在皮肤的瘀血斑处进行 1 小时左右的冷敷。

● 轻微的表皮擦伤，如果创面很干净，涂些安尔碘或吉尔碘（消毒范围以伤口为中心向外螺旋消毒，半径 5 cm 左右，消毒 2 遍），以保护局部不受感染，任其自然干燥。

● 擦伤面积比较大，或伤处黏附泥土及其他不洁的东西时，可用凉开水或 2%～3% 的淡盐水冲洗干净，然后再用安尔碘或吉尔碘消毒。

● 创面有碎玻璃、金属碎屑等冲洗不净时，需到医院专业处理。

● 创面出血，要用一块消毒的棉垫或卫生纸压迫伤口 10 分钟以上。如果创面不大，在止血后，用冷开水冲干净患处，再用安尔碘或吉尔碘消毒。

● 创面出血且面积较大，或碰击物带有铁锈时，应马上带孩子去医院对创面进行处理，必要时注射破伤风抗毒素，以防止破伤风的发生。

● 症状较重，患处出现肿胀或活动困难，或碰伤的部位是头部或胸部，尤其是出现头晕、呕吐、意识丧失、耳鼻有淡黄色的液体或血液流出时，必须立即将孩子送去医院救治。

⚠ 温馨提示

学龄前儿童运动的注意事项

1. 为宝宝制订锻炼计划，不能违背孩子生长发育的规律。

2. 运动前热身可避免孩子运动时受伤。因此运动前，应鼓励孩子先做 3～5 分钟的前后拉伸动作，以增加柔韧性，预防肌肉的损伤。

3. 购置相应的防护用品，如骑车时戴头盔，单排轮滑时佩戴头盔、护膝和护肘。

4. 如果父母发现孩子出现疼痛、眩晕、头晕或极度疲劳等症状时，应及时终止运动。

9. 中毒的处理

儿童发生中毒后，在送医院或120急救车到达前，家长可采取一些急救措施，对减轻中毒和挽救生命十分重要。

口服中毒

消化道吸收中毒为最常见的中毒形式，临床中这种形式的中毒高达90%以上。毒物进入消化道后可经口腔黏膜、胃、小肠、结肠和直肠吸收，但小肠为主要吸收部位。常见的原因有食物中毒，药物误服，灭鼠或杀虫剂中毒，有毒动植物中毒，灌肠时药物剂量过量等。

家长需要掌握的知识和技能

催吐是排出进入胃内毒物最简单和有效的方法，只要胃内留有毒物（一般服入有毒物4~6小时），即应进行催吐，越早越好，即使出现过自发性呕吐，仍有必要催吐。

催吐前可让患儿口服适量微温清水或淡盐水，然后再促使其呕吐，如此反复，直至吐出液变清无味为止。

皮肤接触毒物中毒

儿童皮肤较薄，脂溶性毒物易于经毛孔到达毛囊，通过皮脂腺、汗腺吸收。常见有穿着被农药污染的衣服、蜂刺、虫咬、动物咬伤等。

家长需要掌握的知识和技能

应立即脱去污染的衣物，用清水冲洗被污染的皮肤，特别注意毛发及指甲部位。如果毒物溅入眼内，应立即用清洁的流动水反复冲洗。

吸入中毒

多见于气态或挥发性毒物的吸入。由于肺泡表面积大、毛细血管丰富，进入的毒物易迅速吸收，这是吸入中毒的特点。常见有一氧化碳中毒、有机磷吸入中毒等。

家长需要掌握的知识和技能

应立即将患儿移离有毒场所，解开衣领，保持呼吸道通畅。对已昏迷者，可以将洁净软毛巾放入患儿口中，压住舌头，避免舌根后垂阻塞呼吸道。

！ 温馨提示

如果患儿出现持续抽搐、服用了强腐蚀剂或者有严重心脏病、食管静脉曲张时，千万不能进行催吐。

切记要把确认的毒物、说明书、包装盒等带至医院，以便医生更好地诊断，从而得到正确的治疗。

四、各年龄段健康问题的处理

儿童与成人的差别不仅仅是体格上的大小之别，最大的特点是儿童具有成长性。

儿童从出生到发育成熟的过程是一种连续的具有明显阶段性的生长过程。在这个过程中，儿童全身各系统、器官及组织在体积、重量上不断增大，功能在不断发育成熟。

儿童各个发育阶段的差异主要表现在以下六个方面：

- 各种器官的功能。
- 对各种疾病的免疫能力。
- 对疾病的反应。
- 药物剂量及对药物的耐受程度。
- 心智发育及运动能力。
- 情绪反应的方式和类型。

综合以上差异，儿童在各个发育阶段中，不但在解剖、生理、免疫、病理等方面具有相应的特点，而且在疾病的发病、病因及临床表现等方面均有明显的差异。更重要的是，在身心保健方面，各个时期的重点也有所不同。而且儿童年龄越小，与成人的差别越大。

儿童的生长发育是一个连续渐进的动态过程，不应被人为地割裂认识。

但是在这个过程中，随着年龄的增长，确实在不同的阶段表现出与年龄相关的规律性。

因此，我们把儿童年龄跨度比较大、疾病谱明显差异的新生儿期和青春期单独列出，以展示不同时期的特点。

（一）新生儿期

新生儿期是指胎儿娩出脐带结扎时开始至出生后满 28 天，按年龄划分，此期实际包括在婴儿期内。由于此期在生长发育和疾病方面具有极其明显的特殊性，且发病率高，死亡率也高，因此单独列为婴儿期中的一个特殊时期。

新生儿脱离母体独立生存，所处的内外环境发生根本的变化，适应新环境的能力尚不完善。此外分娩过程中的损伤、感染持续存在，先天性畸形也常在此期表现出来。

新生儿分类有不同的方法。临床上常用的有根据出生时胎龄、出生体重、出生体重和胎龄的关系以及出生后周龄等分类方法。

根据出生时胎龄分类，通常以周表示，分为足月儿、早产儿和过期产儿。

根据出生体重分类，分为正常出生体重儿、低出生体重儿和巨大儿。

根据出生体重和胎龄的关系分类，分为适于胎龄儿、小于胎龄儿和大于胎龄儿。

根据出生后周龄分类，分为早期新生儿和晚期新生儿。

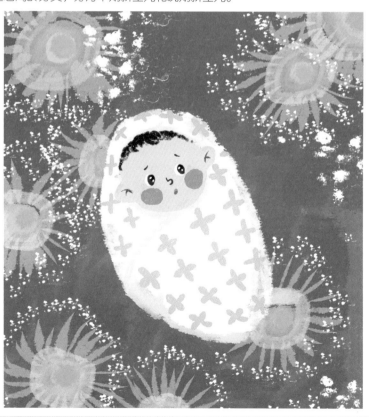

1. 新生儿黄疸

通常新生儿黄疸指的是新生儿生理性黄疸。

在新生儿早期，由于胆红素代谢的特点所致；是新生儿正常发育过程中发生的一过性高胆红素血症，也称为生理性高未结合胆红素血症。

新生儿黄疸产生的原因

胎儿在母体内是一个相对低氧的环境，胎儿的红细胞数量要比成人多很多，新生儿脱离母体后会建立自己的呼吸，血氧浓度提高，新生儿体内的红细胞在短期内会被大量破坏，而新生儿自身的肝脏功能发育还不成熟，因此，短时间内会有大量的胆红素在体内蓄积，当血清总胆红素大于 85μmol/L 时，就能察觉到皮肤黄染。

家长需要掌握的知识和技能

新生儿黄疸的特点

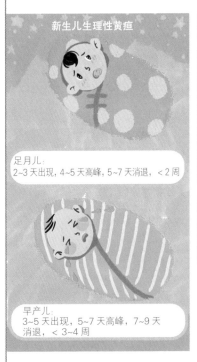

新生儿生理性黄疸

足月儿：
2~3 天出现，4~5 天高峰，5~7 天消退，< 2 周

早产儿：
3~5 天出现，5~7 天高峰，7~9 天消退，< 3~4 周

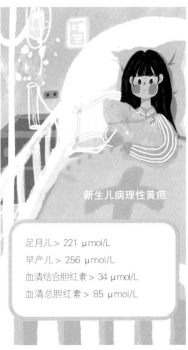

新生儿病理性黄疸

足月儿 > 221μmol/L
早产儿 > 256μmol/L
血清结合胆红素 > 34μmol/L
血清总胆红素 > 85μmol/L

新生儿黄疸的监测

常用的检测胆红素值的方法有经皮胆红素测定和血清总胆红素测定。

经皮胆红素测定的优点在于无创、操作方便、无痛苦，可减少穿刺取血的次数。缺点是：容易受新生儿皮肤色素的影响，结果不够准确，尤其是在胆红素水平较高时误差较大，容易低于或者高于实际水平，因此，通常只用于筛查。当经皮胆红素值接近干预指标时，应该进一步取静脉血查血清总胆红素来确认。

新生儿黄疸的危害

未结合胆红素对神经细胞有毒性作用，特别是对生理上最活跃的神经细胞。

正常人的血液和脑组织之间存在着一个叫血脑屏障的结构，它可以阻止血浆中的有害物质（包括胆红素）进入脑组织。但是某些疾病状态（感染、缺氧）下，血脑屏障被破坏，通透性增加，或者短时间内未结合胆红素升得过高过快，就可能有一部分胆红素透过血脑屏障进入脑内。

透过血脑屏障的胆红素可诱导神经细胞损坏，对听力、认知、运动、牙釉质发育等造成不可逆的不良影响，因此在黄疸的发生发展过程中，动态监测胆红素水平，预防胆红素过度升高是关键。

新生儿黄疸高的症状

新生儿黄疸分为生理性黄疸和病理性黄疸，黄疸对宝宝的影响要根据黄疸的性质和是否有并发症决定。

一般情况下，新生儿如无合并溶血、窒息、感染、腹泻、低蛋白等高危因素，新生儿黄疸在生理性允许的范围内（足月儿脐血血清总胆红素 < 42.8 μmol/L，24 小时内 < 103 μmol/L，48 小时内 < 154 μmol/L，72 小时内及以后 < 221 μmol/L），对宝宝无较大影响。

胆红素值过高（指间接胆红素升高为主的黄疸），或者合并有溶血、窒息、感染、低蛋白等高危因素，胆红素就容易通过血脑屏障沉积在大脑，会出现易激惹或者反应略低下、嗜睡、活动减少、拒乳、呼吸暂停、惊厥、发热、角弓反张，重症者可出现深度昏迷等情况，对神经系统发育造成不良影响。

新生儿黄疸治疗的方法

新生儿黄疸治疗的方法有光照疗法、药物疗法、换血疗法、支持疗法，不同原因引起的黄疸应采用不同的方法。

对生理性黄疸可观察或者口服退黄药物、益生菌等。

对黄疸过高的目前有效的治疗方法主要是光疗和换血疗法。

光疗是目前最常用的也是最安全有效的方法，临床上最常用的是蓝光，也可以用绿光或者白光。光疗的常见不良反应包括发热、腹泻和皮疹，症状通常都比较轻微，停止光疗后即可恢复。

换血疗法可以直接置换出血液中的胆红素和抗体，是治疗高胆红素血症最迅速的方法，但因其是有创治疗，且需要输入外源性血液，因此通常用于光疗失败、重度高胆红素血症或者已经出现神经系统症状的患儿。

出现以下情况需要就医

● 足月儿血清总胆红素24小时内 > 103 μmol/L，48 小时内 > 154 μmol/L，72 小时内及以后 > 221 μmol/L，或者目测皮肤黄染至四肢末端，尤其是手心、脚心黄染。

● 出现易激惹、反应略低下、嗜睡、活动减少、拒乳、呼吸暂停、惊厥、发热、角弓反张等。

● 足月儿黄疸超过 2 周，早产儿超过 4 周仍未消退。

问题解答

※ 新生儿黄疸蓝光照射对孩子有影响吗？

新生儿蓝光照射有一定副作用：

①发热：多数情况下体温不超过 38℃。如果体温超过 38℃时，可以停止一段时间，等体温下降以后再进行蓝光照射。

②皮疹：如果没有明显的异常表现，不需要特殊处理。

③腹泻：个别患儿蓝光照射以后，可能会出现大便次数多、大便稀，对症治疗即可。

④青铜症：极个别宝宝可以出现皮肤发青，一般光疗停止后可逐渐消退，但时间比较长。

⑤ DNA 损伤：试验研究发现光疗可使体外培养细胞的 DNA 链断裂，尽管在人体或动物实验中未得到证实，但建议光疗期间用尿布遮盖生殖腺。

⑥眼损伤：强光照射能够损伤视网膜，引起结膜充血、角膜溃疡等，因此光疗时必须用黑布或厚布保护眼睛，一般情况下只要做好保护，并无影响。

⑦其他：光疗期间还可引起血清核黄素浓度减低。早产儿可发生低钙血症，因此，光疗期间要及时补充核黄素，必要时补钙。

※ 晒太阳可以治疗新生儿黄疸吗？

光疗是目前治疗新生儿黄疸最常用的、最安全有效的方法，太阳光中也有蓝光和绿光，所以晒太阳对退黄疸是有帮助的。

光疗的效果与接受照射的面积、光照的强度和持续时间都有关系。宝宝在蓝光箱里，除了戴光疗纸尿裤和保护眼睛的眼罩之外，其余部位的皮肤是完全无遮挡的，每天照射时间 6 ~ 12 小时。

单纯晒太阳很难达到规范治疗的照射面积和时间，同时增加了新生儿皮肤晒伤的风险，太阳光中的紫外线也会增加宝宝眼睛受损、患皮肤癌的风险，因此，用晒太阳来退黄疸需要综合评价。

宝宝的胆红素值如果已经高到需要干预的程度，应该到医院规范治疗，自行晒太阳有可能会延误病情，造成更严重的后果。

如果宝宝的胆红素还没有达到要处理的水平，那么家长要注意观察黄疸的变化情况、宝宝的精神状态以及吃奶和大便的情况，必要时到医院就诊。

2. 新生儿呕吐

呕吐是新生儿期常见的症状之一，引起的原因很复杂，与胚胎期各脏器尤其是前、中、后原肠分化和发育的状况有关，同时与新生儿的解剖、生理特点及其出生前后内外环境的急剧变化有关。

新生儿呕吐的解剖、生理特点

● 新生儿胃容量小。
● 食管下端括约肌压力低。
● 贲门括约肌发育较差。
● 胃呈水平位。
● 肠道神经调节功能差。
● 胃酸和胃蛋白酶分泌少等。
● 大脑皮质和第四脑室下的呕吐中枢受全身炎症或代谢障碍产生的毒素刺激或颅内压升高，均可引起呕吐。

新生儿呕吐分类

临床把新生儿呕吐分为内科性呕吐和外科性呕吐两大类型。

内科性呕吐常见的原因

● 胃黏膜受刺激：如咽下羊水、出血、应激性溃疡、服用药物等。
● 喂养不当：乳头内陷、奶嘴孔过大、大量吞入空气、喂奶过多过频、配方奶浓度和量不合适等。
● 胃肠道功能失调：如胃食管反流（GER）、贲门失弛缓症、幽门痉挛、肠道过敏、小左结肠综合征、胎粪性及新生儿便秘等。
● 肠道内感染及肠道外感染。
● 缺氧缺血性脑病、颅内感染、颅内出血等引起的颅内压增高。
● 低糖血症、低钙血症等。
● 未成熟儿功能性肠梗阻（消化道无张力症）。
● 肾上腺皮质增生症、高氨血症、半乳糖血症、苯丙酮尿症等先天性代谢性疾病。

外科性呕吐常见的原因

- 先天性肥厚性幽门狭窄。
- 胃扭转、穿孔及胃食管反流等。
- 食管裂孔疝、食管闭锁和食管 – 气管瘘。
- 肠腔狭窄、肠道闭锁。
- 先天性巨结肠。
- 肛门及直肠闭锁或狭窄及肠旋转不良。
- 各种原因引起的肠梗阻、腹膜炎。
- 肠套叠、先天性胆总管囊肿、门静脉高压症、阑尾炎、新生儿坏死性小肠结肠炎（NEC）、膈疝、肠畸形等。

家长需要掌握的知识和技能

- 溢乳：由于新生儿胃呈水平位，胃部肌肉发育不完善，贲门松弛，哺乳后即从口角溢出奶汁，不影响生长发育，常于宝宝出生后6个月左右消失，不属于真正的呕吐。

- 一般呕吐：常伴恶心，每次呕吐物不多，多为胃内容物；常见于喂养不当，胃肠道感染或全身感染的伴随症状，为常见内科性疾病。

- 反复呕吐：无规律性，呕吐一般不含胆汁，主要见于胃食管反流。每次呕吐量较多，呕吐物乳凝块多、伴酸腐味，有持久的规律性，多为幽门及十二指肠Vater壶腹部梗阻。

- 喷射性呕吐：突然发生，呕吐量较大，随日龄增加呕吐物可为奶样、乳酪样，具酸腐味，不含胆汁。主要见于大量吞入空气、胃扭转、幽门梗阻，有颅内压增高性病因时可呕吐大量含胆汁样液。

- 呕吐物颜色：

　①呕吐物为清淡或半透明色黏液，可能是食管内容物。

　②呕吐物为奶汁伴有酸味或凝块，多来自胃内。

　③呕吐物为绿色，可能为较高位肠梗阻，首先要排除先天畸形，如呈均匀绿色，应考虑是否有肠旋转不良，也可能由于败血症所致。

　④呕吐物为粪性物有臭味，多为低位梗阻，结合腹部情况考虑是否为麻痹性肠梗阻或是胎粪性腹膜炎。

　⑤呕吐物带血首先考虑消化道黏膜出血，如出血量多、色鲜红，多为新鲜活动性出血，呈紫褐色、咖啡色为陈旧性出血。

- 呕吐是否伴有其他症状：

　①腹胀。

　②腹泻。

　③血便。

　④消化道以外的症状和体征：精神反应差、黄疸加重、发热、咳嗽、青紫、脱水等。

出现以下情况需要就医

● 反复呕吐。

● 呕吐物为绿色、咖啡色及血性黏液等。

● 呕吐伴腹胀、腹泻、血便或者反应不良、发热、咳嗽等其他症状。

问题解答

※ 溢乳需要治疗吗?

　　溢乳与新生儿胃的解剖和生理特点有关，不影响生长发育，常于宝宝出生后 6 个月左右消失，不属于真正的呕吐，不需要治疗，注意上半身抬高 30°，侧卧位避免误吸即可。

※ 呕吐怎么治疗?

　　首先要排除外科性呕吐，以免延误手术时机，再针对引起呕吐的病因进行治疗，呕吐程度轻、不影响进食的不需要特殊处理，影响进食的可给予补液、补充能量等治疗，根据病情是否给予胃肠减压、禁食、洗胃等治疗。

※ 呕吐时怎样预防误吸?

　　内科性呕吐（胃食管反流）患儿可采取前倾卧位，头抬高 30°。

　　外科性呕吐手术前一般采取头高脚低斜坡（15°～20°），右侧卧位放置新生儿。

3. 新生儿脐部异常

　　新生儿脐部异常指由胚胎期卵黄管异常所致的一组在新生儿脐部表现不同的症状疾病，包括脐肠瘘、脐窦、脐茸、脐肠索带、麦克尔憩室、卵黄管囊肿。

脐部异常发生的原因

　　卵黄管是一个在胚胎期连接卵黄囊至消化管的细长管腔。胚胎发育至 5~6 周时，卵黄管逐渐闭锁、萎缩，形成纤维化的索带，后渐退化而消失，中肠与脐分离。如卵黄管未闭合，或未完全闭合及退化，形成各种不同形式的畸形，如脐肠瘘、脐窦、脐茸、脐肠索带、麦克尔憩室、卵黄管囊肿等，并可出现并发症。

● 卵黄管发育异常的病理类型

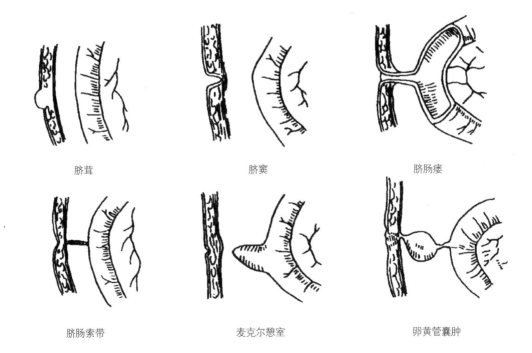

脐茸　　　　　　　　脐窦　　　　　　　　脐肠瘘

脐肠索带　　　　　　麦克尔憩室　　　　　卵黄管囊肿

　　仔细观察新生儿脐部症状及分泌物特点，初步判断脐部异常的类型。

- 脐肠瘘：新生儿脐带脱落后呈现鲜红色突起的黏膜面，经常有气体及分泌物由脐孔溢出，分泌物带有臭味，可刺激脐孔部皮肤发生糜烂。
- 脐窦：卵黄管的肠端闭合而脐端未闭所形成的窦道。新生儿脐带脱落后呈现鲜红色突起的黏膜面，经常有少量分泌物溢出，脐凹处有未闭合的小孔，但不与腹腔内相通，无气体和肠内容物溢出，继发感染时有脓液溢出。
- 脐茸：是卵黄管的脐端残留的黏膜，形成息肉样的红色突起，又称脐息肉。新生儿脐带脱落后呈现鲜红色突起的黏膜面，可有少量分泌物，脐凹处无未闭合的孔道，当黏膜受摩擦或损伤时，有血性分泌物。脐周常继发湿疹。局部用收敛药可暂时好转，但不久又会复发。
- 脐肠索带：在卵黄管管腔退化闭锁后，持续存在的管壁组织，形成一条实心的纤维条索，从脐部连接到回肠、肠系膜或肝门之间，脐部偶尔合并脐茸或脐窦。可以终生无症状，但也可使肠管扭转、压迫或嵌顿，形成完全性肠梗阻。
- 麦克尔憩室：卵黄管退化不完全在回肠远端形成一盲囊，长2～5cm，顶端常游离于腹腔内，或有残索与脐相连。因1809年麦克尔描述本病而命名，多终生无症状，但也可出现肠梗阻、肠套叠、憩室扭转、炎症、异物梗阻等严重的腹部急症。
- 卵黄管囊肿：卵黄管两端已闭合，中段残存管腔，腔内黏膜面的分泌物不能排出，逐渐

家长需要掌握的知识和技能

新生儿出生断脐后，脐带残端逐渐干枯变细，一般在出生后3～7天脐带脱落。脐带脱落后脐凹干燥，无分泌物溢出。脐部家庭护理应注意以下几点：

①保持脐部干燥，避免脐部污染。

②注意观察有无脐膨出、脐疝，脐部有无渗血、渗液、脓性分泌物，脐轮有无红肿等。

③无须用纱布包裹或覆盖脐带。

④无须用紫药水涂抹脐部。

⑤不要把爽身粉等异物撒在脐凹部。

淤积使管腔扩大形成囊肿。脐部外观正常，体检可在中下腹部触及囊性肿物，较少见，极少数会有肠梗阻症状。

出现以下情况需要就医

- 新生儿脐带脱落后呈现鲜红色突起的黏膜面，有分泌物溢出，给予常规脐部护理，效果不佳。
- 脐部外观正常，在中下腹部触及囊性肿物。

 问题解答

※ 脐部异常的临床表现有哪些？

脐肠瘘、脐窦、脐茸：出生时脐部通常无异常表现，脐带脱落后呈现鲜红色突起的黏膜

面，有分泌物溢出，经久不愈，可继发感染。

脐肠索带、麦克尔憩室、卵黄管囊肿：脐部外观通常正常，多无症状，但有潜在风险，可形成肠梗阻等急腹症症状。

※ 家长怎样区别脐肠瘘、脐窦、脐茸？

疾病	相同点	不同点
脐肠瘘	脐带脱落后呈现鲜红色凸起的黏膜面，有分泌物溢出，可做脐部彩超最终鉴别	有瘘管与肠腔相通，分泌物中有肠内容物且味臭，同时可伴有气体逸出
脐窦		有窦道但无瘘孔，与肠腔不相通，分泌物中不含肠内容物及气体
脐茸		无瘘孔或窦道，与肠腔不相通，分泌物量少但可有血性分泌物

※ 脐茸是脐肉芽肿吗？

脐茸与脐肉芽肿外观相似，但病因不同。

脐肉芽肿与卵黄管无关，主要因断脐后脐孔创面受异物刺激（如爽身粉、血痂）或感染，在局部形成小的肉芽组织增生，没有黏膜，经常有分泌物或血性渗液，如护理不当，可继发脐周化脓性炎症。若肉芽肿较大，引起慢性炎症不易治愈者，可手术切除。

4. 新生儿脐炎

脐炎是指细菌从新生儿脐残端侵入并繁殖所引起的急性炎症，是新生儿期常见的急性感染性疾病。

脐炎的临床表现为脐部红肿，并伴脓性分泌物，严重者可向周围组织或皮肤扩散，引起腹壁蜂窝织炎、皮下坏疽、腹膜炎、败血症等，若迁延不愈可发展成慢性脐炎。

脐炎的病因

- 断脐时或出生后脐部残端处理不当，脐残端感染细菌。
- 出生后护理不当、消毒不严或细菌污染等引起。
- 脐血管留置导管或换血时被细菌污染。
- 脐带创口未愈合时，爽身粉、尿不湿等异物刺激。
- 新生儿免疫系统尚在发育中，难以抵抗致病菌的侵袭，进而引发炎症。

家长需要掌握的知识和技能

- 脐带是胎儿期母亲供给胎儿营养和胎儿排泄废物的通道。胎儿出生断脐后，正常情况下脐带残端会逐渐干枯变细，慢慢变为黑色，最后自然脱落。
- 新生儿早期需常规护理脐部，保持局部清洁干燥，如果消毒处理不严，护理不当，脐部出现渗液或有黄色分泌物渗出，或脐部皮肤出现红肿，提示可能发生脐炎。

- 如果脐炎的局部症状轻微，宝宝进食、睡眠及精神反应正常，没有炎症扩散，可每日2～3次用碘伏或75% 酒精（乙醇）消毒局部；如果局部症状表现较重，或出现全身症状，或轻症脐炎自行处理后效果不好需要及时就医，必要时应用抗生素做全身抗感染治疗，如有脓肿形成，则需要切开排脓。
- 脐炎最常见病原菌是金黄色葡萄球菌，其次为大肠埃希菌、铜绿假单胞菌、溶血链球菌或混合细菌感染等。

出现以下情况需要就医

- 脐周皮肤红肿或发硬。
- 发热、腹胀、呕吐、拒奶、皮肤黄染等全身症状出现严重、持续或进展性症状体征。
- 脐周伴异常分泌物。
- 脐周出现肉芽肿。

问题解答

※ 新生儿脐炎有什么症状?

典型症状：初起脐轮与脐周皮肤轻度红肿，可伴少量浆液脓性分泌物。随着疾病的进展，病情较重者脐部与脐周明显红肿、发硬，脓性分泌物增多，且常伴有臭味。

迁延不愈者可形成慢性炎症，常形成脐肉芽肿，表现为一小的樱红色肿物，表面可有脓性溢液，可经久不愈。

重症脐炎可能伴有发热、腹胀、呕吐、拒奶、皮肤黄染等全身症状。若不及时治疗，可能导致腹壁蜂窝织炎、腹膜炎、败血症、脐静脉炎、化脓性血栓性门静脉炎、皮下坏疽、多发性肝脓肿等并发症。

※ 如何判断孩子出现了脐炎?

● 脐带脱落后伤口不愈合，有渗液或脓性分泌物。

● 脐周皮肤红肿，深及皮下，重则蔓延形成蜂窝织炎或脐周脓肿，甚至继发腹膜炎。

● 发热，血常规检查白细胞数增加。

● 慢性脐炎时，局部形成脐肉芽肿，为一小的樱红色肿物，经久不愈。

出现上述症状需按脐炎进行相应处理。

※ 新生儿脐炎如何治疗?

● 新生儿脐炎需根据病情的严重程度，采取相应的治疗措施。

● 轻症者，可用碘伏或 75% 酒精局部消毒或外用莫匹罗星软膏（百多邦）等抗生素类药物。

● 症状较重者，在局部处理之外，依据情况需口服或静脉注射抗生素类药物。

● 合并脓肿或较大肉芽肿者，则需考虑手术治疗。

※ 新生儿脐炎能自愈吗? 不治疗会有什么后果?

新生儿脐炎不能自愈。

一旦发现新生儿脐炎，应引起重视，及早治疗，一般预后很好；但若延误治疗，随着炎症的扩散，可引发严重的并发症（如腹膜炎、败血症、皮下坏疽等），甚至危及患儿生命。

※ 如何才能预防新生儿脐炎?

● 保持脐部干燥、洁净，脐带刚刚断落的几天，可用碘伏或 75% 酒精局部消毒。

● 勤换尿布，防止尿液污染脐部。

● 避免衣物摩擦，外用爽身粉时注意不要落入脐部，以防长期刺激形成慢性肉芽肿。

5. 新生儿发热

新生儿正常的体温界定：腋温 36~37.2℃，肛温 36.2~37.8℃。

当新生儿腋温超过 37.4℃或肛温超过 37.8℃并持续 1 小时以上称为发热。

其中腋温 37.5~38℃为低热，38.1~39℃为中等度发热，39.1~41℃为高热，41℃以上为超高热。

 发热的病因

感染性发热

临床上最常见的发热原因为感染，全身系统性感染或各个系统器官的炎症性疾病均可引起发热。如新生儿败血症、脓毒症、上呼吸道感染（感冒）、肺炎、化脓性脑膜炎、脐炎、新生儿坏死性小肠结肠炎、感染性腹泻等。

各种感染性疾病导致的体温升高，除发热外，还常伴有反应低下、吃奶减少、呕吐、腹胀、哭声低弱、面色发灰等相应症状。

非感染性发热

非感染性发热在生活中也较多见，由于新生儿体温调节功能尚不成熟，尤其是早产儿，汗腺发育不完全，在过分保暖或是在炎热的夏天喂水不足时，均可以引起发热。

环境温度过高

新生儿适宜的环境温度为 22~25℃，如果环境温度过高，因新生儿体温调节功能不成熟，新生儿在比较热的环境下首先是皮肤血管扩张，可出现发热。

捂热或穿衣太厚

新生儿包裹太厚或穿过多的衣服，可因散热障碍而出现体温增高。

剧烈活动后致机体产热过多

新生儿剧烈活动（如进食或哭闹）后，机体消耗能量致产热过多，如不能及时散发，可出现低热。

脱水热

新生儿因呕吐、消化道畸形等引起进食、进水量明显减少，从而导致脱水引起发热。

或因非感染性腹泻、消化不良而致大便偏稀，大量水分随大便流失，体内缺水而引起发热。

此类情况孩子多伴有烦躁、哭闹、皮肤潮红、少尿等症状。

体温调节中枢受损

一些脑损伤（如颅内出血、胆红素脑病）或脑发育不良（如先天性外胚层发育不良）的新生儿，由于体温调节中枢受损，致体温调定点异常而出现发热。

生物制剂引起的发热或药物热

新生儿由于某种原因应用人免疫球蛋白、白蛋白等血液制品，或出生后注射乙肝疫苗、卡介苗等出现的免疫反应或疫苗接种反应。

家长需要掌握的知识和技能

● 新生儿发热十分常见，新生儿对高热耐受力较差，可发生脱水，引起高钠血症、呼吸衰竭等并发症；当体温超过 40℃并持续较长时间时，可引起惊厥，还可产生永久性脑损伤，遗留神经系统后遗症。

● 孩子自出生后会不可避免地出现各种原因引起的发热。发热只是一种症状，家长需要对发热的原因进行简单的鉴别，一些非感染性的发热具有自限性，可自行对症处理。

● 感染性发热大多数情况下除发热之外会伴有其他一些症状体征，如反应低下、食欲减退、气急、发绀（皮肤或口唇呈现青紫色）、呛奶、口吐泡沫、哭声低弱、面色发灰、呼吸暂停、尿量减少等。对于伴有上述症状的发热，给予对症处理的同时，需尽快去医院检查处理。

● 新生儿发热时，心率及呼吸会相应增快。体温每升高 1℃，呼吸大约会增快 4 次 / 分，心率增快 10 次 / 分。

出现以下情况需要就医

任何情况下的感染性发热

● 新生儿出现发热的同时伴有其他提示感染性疾病的症状体征，如精神状态差、嗜睡、拒奶、哭闹频繁、烦躁不安、小便量少、面色发灰、呼吸急促或暂停等。

● 发热时虽未出现上述伴随症状，但出现反复间断发热，或连续发热 24 小时的新生儿也要尽快就医。

问题解答

※ 发热会"烧"坏孩子的大脑吗？

新生儿由于中枢神经系统发育还不够完善，体温调节中枢功能不成熟，对高热耐受力较差，当体温过高，如超过 40℃并持续较长时间时，可引起惊厥，还可产生永久性脑损伤，遗留神经系统后遗症。

※ 低热情况下完全可以自行处理，只有出现高热才用去医院，对吗？

发热时体温的高低不应作为是否就医的判断标准。

高热（体温 > 39℃）需要去医院检查处理，但感染性发热有时也表现为低热，并且有时候新生儿重症感染时体温非但不会增高，还会出现低体温，这是病情危重的信号。

※ 新生儿发热时应如何处理？

新生儿发热多是采取物理降温的方法进行降温。

对于低热 (体温 < 38℃) 的情况，一般不需特殊处理，可以给宝宝喂一点水，同时查找引起发热的原因。

体温 > 38℃，可以先依据情况选择降温方式，如散开包被、适当降低周围环境温度、温水浴等，同时补充水分，查找引起发热的原因。

体温 > 38℃，如果考虑感染性发热，或经初步降温处理后效果不佳或监测体温发现反复发热，则需去医院进一步检查，查找病因。

※ 新生儿发热可以使用酒精擦浴或口服 / 注射退热药物降温吗？

新生儿皮肤黏膜发育不完善，通透性高，使用酒精擦浴降温可引起酒精中毒从而造成严重后果，发热时应首选物理降温。

新生儿及婴儿严禁口服阿司匹林、复方乙酰水杨酸等退热药物，因为这些药物可引起新生儿青紫、贫血、溶血、便血、出血等后果，应当避免应用。

※ 如何预防新生儿发热？

● 维持新生儿环境室温在 22 ~ 25℃，室内经常通风换气。

● 母乳喂养，按需喂养。

● 做好新生儿皮肤、黏膜、脐部的护理，每天洗澡保持皮肤洁净，预防感染。

● 注意消毒隔离，如接触新生儿前必须洗手，勤换尿布，奶具经常消毒，避免发生各种新生儿感染。

6.新生儿喉喘鸣

喉鸣是由于在吸气或呼气时气流通过气道的狭窄段发生湍流所致。

新生儿喉喘鸣指出生时或出生后数周内出现的喉部高音调的喘鸣声，提示在喉、气管或支气管部位存在梗阻。

新生儿由于气道管径较小而易发生狭窄，而支持气道的软骨又发育不良使其容易发生扭曲和萎陷，因此，新生儿气道比其他年龄组儿童更易发生生理性的狭窄，所以容易发生喉喘鸣。

新生儿喉喘鸣的原因

- 先天性单纯性喉喘鸣：喉部组织过度松弛，吸气时向内塌陷，堵塞喉腔上口而发生喘鸣。是新生儿期喉喘鸣的最常见原因，占新生儿喉喘鸣的 60%～70%。
- 声带麻痹：是新生儿喉喘鸣的常见原因，仅次于喉软化症。声带麻痹可以为单侧性或双侧性；先天性或获得性。
- 声门下狭窄：是新生儿喉喘鸣的第三大原因。95%以上的声门下狭窄为获得性的，多见于长期气管插管之后，特点为拔管后出现的喉喘鸣。声门下狭窄也可以是先天性的，如先天性声门下弹性圆锥组织肥厚或环状软骨畸形。
- 先天性喉、气管发育异常。
- 先天性大血管异常：大血管异常是由主动脉弓发育不良或起自主动脉的一支或数支大血管位置不正引起。
- 先天性喉囊肿或肿瘤。
- 气管插管损伤。

声带麻痹的原因

- 先天性的原因：
  ① Arnold-Chiari 畸形。
  ② 心血管、肺或食管的病变引起。
- 获得性的原因：
  ①颈部创伤或心脏手术所致。
  ②产前或产时缺氧损伤中枢神经系统所致。
  ③产伤等。

先天性气管狭窄喉喘鸣的原因

- 气管本身病变：气管软骨环缺如、气管环软化、气管蹼、气管囊肿等。
- 气管外病变：颈部肿瘤、纵隔肿瘤或血管异常等。
- 先天性单纯性喉喘鸣的特点：
  ①喉喘鸣发生的时间：多在宝宝出生后 2～3 周出现，个别在出生后即有。
  ②喉喘鸣声调：多为高音调鸡鸣样的喘鸣声，也可为低音调的震颤声。
  ③发作的特点：多吸气时发生，重者呼气时也可发声，多为间歇性、睡眠或安静时消

失，啼哭和躁动时明显，俯卧时减轻或消失，仰卧时明显。

④伴随症状：伴有锁骨上窝、肋间和上腹部凹陷，但生长发育良好，哭声正常。

● 声带麻痹的喉喘鸣特点：

①单侧声带麻痹的喉喘鸣为双相性，常伴声嘶或失声，无发绀及喂养困难，多能自行缓解而不需治疗。

②双侧声带麻痹多属中枢性，可同时伴有吞咽困难及其他脑神经损伤，常有哭声低弱、高音调的双相喉喘鸣和呼吸窘迫，有时需要气管插管或气管切开。

● 先天性气管狭窄喉喘鸣的特点：

多于出生时或出生后不久即有持续性喉喘鸣，以呼气时更为明显，哭声和发音正常。严重者可有呼吸困难。

出现以下情况需要就医

家长需要掌握的知识和技能

● 宝宝出现喉喘鸣时家长需要观察：

①喉喘鸣发生的时间：出生后即有还是出生后 2～3 周出现。

②发作的特点：间歇性发作还是持续发作，与体位是否有关。

③伴随症状：是否有声音嘶哑，哭声是否正常，呼吸是否费力，喂养是否困难，口唇及甲床有没有青紫。

● 宝宝出现喉喘鸣时护理注意事项：

①接触宝宝前注意手卫生，防止感染。

②宝宝仰卧位时，肩下可垫一小枕，使气管处于打开状态。

③少量多次喂养，避免呛咳及误吸。

④喂养困难的宝宝要动态监测体重、身长、头围等增长情况，根据情况及时调整喂养方案，避免营养不良的发生。

①喉喘鸣伴喑哑或失声。

②喉喘鸣伴呼吸困难。

③喉喘鸣进行性加重。

④呼气性喉喘鸣。

⑤喉喘鸣伴口唇、甲床或皮肤发绀。

问题解答

※ 先天性单纯性喉喘鸣需要治疗吗？

绝大多数的轻症患儿不需特殊治疗，随着年龄增长可自愈，个别严重病例（20%）需要外科干预。

※ 新生儿喉喘鸣的预后怎么样？

新生儿喉喘鸣的预后不仅取决于喉部疾病本身，也取决于婴儿的发育及同时伴存的疾病的影响。有相当部分的先天性喉异常同时伴有各种气道损害和并存病，尤以胃食管反流最为常见。

7. 新生儿惊跳

新生儿惊跳是指新生儿的四肢或者身体出现短暂的、无规律的、不自主的、无意识的抖动行为，多出现在声响、强光、震动、体位突然改变时，清醒或睡眠时均可发生，一般在出生后 3~4 个月多见，是一种新生儿期普遍存在的生理现象。随着年龄增长，神经系统逐渐发育完善，惊跳现象会逐渐消失，不需特殊处理。

 ## 出现惊跳的原因

新生儿易出现惊跳主要与其神经系统发育不完善，大脑皮质发育不成熟，中枢神经细胞兴奋性较高有关，当受到各种外界的刺激后容易兴奋，进而引起惊跳。

家长需要掌握的知识和技能

正确认识惊跳

● 惊跳反射是新生儿的本能。

● 虽然新生儿的脑发育领先于其他的器官，其重量占体重的 10%~12%，但新生儿神经元上下以及横向联系通路较少，心肺抑制过程尚不完善，受到刺激后引起兴奋容易泛化，可以认为惊跳是新生儿的自我保护反应。

● 惊跳会随着新生儿神经系统发育逐步完善，多在 2~3 个月后逐渐减少并最终消失。

惊跳与惊厥的鉴别

新生儿惊厥是指新生儿出现的一种刻板的、阵发性发作的能引起神经功能，如行为、运动和（或）自主神经功能改变，伴或不伴异常，同步大脑皮质放电的表现，且表现多样化，在早产儿当中表现多不典型。

两者的鉴别点：

项目	惊跳	惊厥
持续时间	短暂，多为 3~5 秒	较长，十余秒至几十分钟
抖动特点	随意的、无规律抖动	有规律的不自主抖动
伴随症状	无	可能会伴有口周发绀、双眼上翻/凝视、口吐泡沫、发声等症状
制止特点	可人为抚触制止	不易人为制止

👶 出现以下情况需要就医

● 新生儿月龄超过 4 个月仍有频繁的惊跳现象，则需要去医院做相关检查排除病理情况。

● 新生儿某一个或多个肢体出现刻板的、有规律的抽动，或出现以下症状，应及时排除其他疾病，特别是颅内疾病。

　　①对一般触觉与听觉产生过度的兴奋或啼哭。

　　②出现两眼凝视、震颤或不断地眨眼。

　　③出现反复咀嚼、吸吮的动作。

　　④呈现双下肢踏车样动作。

👶 问题解答

※ 刚出生的宝宝时常出现惊跳，会影响孩子的智力吗？

　　新生儿惊跳是一种正常现象，不会影响宝宝的智力发育。

※ 新生儿为何会出现惊跳？

　　刚出生的新生儿，身体的神经纤维还不能完全形成一定的反应条件，发育还没有完全，神经传导泛化，受到的刺激不能像成年人一样传导到大脑进行判断，从而才会发生以四肢抖动为主的惊跳现象。随着宝宝的不断发育，身体内部的各个系统逐渐完善，也会慢慢地能有意识地面对各种情况，对外面的声音也就没有那么敏感，惊跳的现象也会逐渐减少。

※ 新生儿惊跳需要干预吗？

　　不需要干预，惊跳对于新生儿的感觉和神经发育都有帮助，而且随着宝宝神经系统的不断发育会逐步消失。

※ 新生儿频繁出现惊跳怎么办？

● 按摩缓解：适当地给宝宝做一些按摩，没有特定的按摩方式和位置，只需要轻轻抚触按摩，让宝宝提高安全感，并在这种感觉中不断地完善自己，神经发育系统趋于成熟，惊跳即会相应减少。

● 适度包裹：这是一种传统民间验方，用包被将宝宝包裹起来，增加安全感，宝宝四肢受限后抖动减少，也会相应减缓惊跳反射。

● 放松运动：增加宝宝的放松运动，如在宝宝浴后，适当地抚触伸拉四肢，帮助其做一些有规律、有节奏的伸展运动（或被动操），利于宝宝的神经发育和生长发育的同时，也可以帮助宝宝更好地控制身体，从而起到减缓惊跳反射的效果。

※ 补钙能缓解新生儿惊跳吗？

　　惊跳是一种生理现象，不缺钙的宝宝也会发生，两者没有必然的联系。

　　对于体内缺钙的新生儿，可能会因为钙缺乏而影响神经传导功能，从而使惊跳更加频繁，但纠正低钙后并不能使惊跳现象完全消失。

8. 新生儿哭闹

哭闹是新生儿的一种本能反应，也是新生儿出生后早期与父母交流的方式，是对内外环境刺激的反应和表达要求及宣泄情绪的特殊语言。

正确识别不同情况下新生儿哭闹的不同含义对新生儿早期的成长至关重要。

新生儿哭闹的原因

新生儿哭闹可分为生理性哭闹和病理性哭闹两大类。

生理性哭闹

● 特点：哭声常常由轻逐渐转响，哭声洪亮，除哭闹外其他均正常，不发热，吃奶有力，大小便正常；去除诱发因素后哭声停止，持续时间不长，易于安抚。

● 比较常见的诱因：奶量不足、口渴、尿布潮湿、蚊虫叮咬、衣被过热或过冷、衣服过紧、体位不适、排便等生理或外界刺激所引起，或是因为要抱、要哄等要求未能满足。

病理性哭闹

● 特点：哭闹剧烈，时间长，哭声尖或直，不易安抚，哭闹不止，常与某些症状或体征同时出现，如腹痛、腹胀、便血、鼻塞、气促、吐奶、皮疹等。

比较常见的疾病

● 腹痛：肠绞痛、肠梗阻、腹泻、肠炎。

● 上呼吸道感染：鼻塞、中耳炎。

● 皮肤疾病：皮疹、擦伤、尿布疹、溃烂。

● 消化道疾病：口腔溃疡、口腔烫伤、便秘、肛裂。

● 泌尿系统疾病：尿道炎、膀胱炎。

● 中枢神经系统疾病：颅内感染、颅内出血、脑发育不良。

家长需要掌握的知识和技能

● 哭闹是新生儿正常行为的一部分，大多数新生儿哭闹为良性过程，即生理性哭闹。

● 哭闹是一种良好的健身运动，不仅具有锻炼神经肌肉（喉部及腹部）的功能，还能增加肺活量，有利于气体交换；同时，也加速了血液循环，增强新陈代谢。

● 哭闹是新生儿期与外界进行交流的一种特殊方式，对婴幼儿生理和情感健康发展至关重要。

出现以下情况需要就医

过度哭闹

● 对于过度哭闹的判定，目前主要遵循 Wessel 提出的"3"法则，即婴儿1天哭闹3小时以上，每周3天以上发作，并连续3周，持续3个月。

● 过度哭闹与新生儿中枢神经系统发育不完善有关，例如脑发育不良、脑损伤等。

哭声尖直，不易安抚

● 新生儿生理性哭闹往往可以通过吸吮奶头、抱起、轻轻按摩背部、播放新生儿喜欢的音乐等方法进行安抚。

● 凡是哭声比较尖、不易用常规的方法进行安抚的哭闹，多提示有系统性疾病，常伴有面色苍白、腹胀、腹部包块、便血等症状。

问题解答

※ 哭闹会损伤孩子的大脑吗？

哭闹是新生儿的一种本能反应，也是新生儿出生后早期与父母交流的方式，是对内外环境刺激的反应和表达要求及宣泄情绪的特殊语言。

哭闹不但不会损伤大脑，从某种意义上讲哭闹是一种良好的健身运动，可以锻炼神经肌肉、增加肺活量、加速血液循环、增强新陈代谢。

※ 如何区分新生儿生理性哭闹和病理性哭闹？

新生儿生理性哭闹一般哭声比较有力，除哭闹外无其他不适，除去原因后哭闹即止，易于安抚。

新生儿病理性哭闹指由各种疾病引起的哭闹，往往哭闹剧烈，时间也长，常伴烦躁、不安，往往不易安抚，常伴有发热、腹胀、皮疹、便血等症状。

※ 哭闹不止如何安抚？

一般来讲，新生儿生理性哭闹占95%以上，遇到新生儿哭闹首先从生理性原因方面考虑，可以通过以下几种方式进行安抚。

①包裹法：将宝宝靠向怀中，并将其手臂裹紧，放松其腿部，给予安全感。

②吮吸法：研究表明，让宝宝吸吮奶嘴、乳头可以有效缓解哭闹，吮吸不仅能缓解宝宝的饥饿感，还可以激活大脑的镇静神经，使新生儿进入一种比较放松的状态。

③按摩：可通过各种轻拍、抚触和按摩使宝宝平静下来，给宝宝传递一种安全感。

④音乐：有节奏的声音或舒缓的轻音乐能帮助安抚宝宝，使宝宝感到愉悦，从而缓解哭闹。

9. 新生儿血便

新生儿血便是消化道出血的一种，也称为下消化道出血，是指由于各种因素引起的血液由肛门排出，并伴有大便颜色、性状的改变，同时可伴有呕吐、腹泻、腹胀、腹痛等其他临床症状的一种疾病。

血便颜色可呈鲜红、暗红或黑色，少量出血不造成粪便颜色改变，需做隐血试验才能确定者，称为隐血。

 血便的病因

假性血便

- 出生时咽下母血：新生儿出生时吞咽来自母亲的血液或含有母亲血液的分泌物，经胃酸消化后排出暗红色或黑色的大便。

- 母亲乳头皲裂：如果母亲乳头皲裂，新生儿吸食母乳后出现便血。

- 假月经：部分女婴出生前几天内可出现假月经，如混入大便，可造成血便的假象。

真性血便

全身性疾病：

- 维生素 K_1 缺乏：多见于长期应用抗生素的早产儿或母亲应用含有干扰维生素 K_1 合成的药物且进行母乳喂养的新生儿。

- 凝血功能异常／弥散性血管内凝血（DIC）：多见于重症感染、凝血机制异常的危重新生儿。

- 血液系统疾病：见于患有血液系统疾病的新生儿，如特发性或同族免疫性血小板减少症等。

消化系统疾病：

- 应激性溃疡：重度的出生窒息、重症感染可诱发胃溃疡、十二指肠溃疡而致出血，因经过胃液消化，以黑便多见。

- 反流性食管炎：反复的胃食管反流刺激，可导致食管黏膜损伤出血，可伴有呕吐。

- 急性胃炎：细菌、病毒及理化刺激可致急性胃炎，诱发出血。

- 新生儿肠炎：多因感染、缺氧等因素引起，可伴有腹胀、腹泻。

- 肠梗阻：各种原因导致的肠梗阻可致出血。

- 牛奶蛋白过敏：典型特征为小至中量出血，或粪便中混有血丝、黏液，可同时伴有呕吐、腹痛和腹泻。

- 肠道息肉：一般血色鲜红，不与粪便混合在一起。

- 肛裂：多由便秘、大便干结引起，干硬的大便经过肛门时将肠黏膜磨破而导致出血，一般为鲜血便，有时伴有排便哭闹。

- 先天性消化道畸形：如先天性肠旋转不良、先天性巨结肠也可出现血便。

- 药物诱发：某些药物的副作用，应用一些抗生素（如多黏菌素）或非甾体抗炎药（布洛芬、吲哚美辛）等药物时，可引起消化道出血。

家长需要掌握的知识和技能

● 判断是真性血便还是假性血便：

　　新生儿假性血便除血便外一般情况良好，进乳好，无明显不适。

　　真性血便除血便外多伴有其他相关症状，如腹胀、腹泻、呕吐、发热、拒奶、哭闹等症状。

● 根据血便的颜色初步判断便血部位：

　　上消化道出血（如食管、胃、十二指肠等）由于要经过胃液消化，大多为黑便，出血量大者可为暗红色。

　　下消化道出血多为暗红色或红色，肠道息肉及肛裂可为鲜红色，且与大便分离。

出现以下情况需要就医

　　任何原因导致的真性血便，均应及时就诊，例如：

①大便中混合鲜血，排便时有滴血或哭闹、肛门赘生物脱出等表现时。

②黑便，伴呕吐或口唇发绀、面色苍白等贫血表现时。

③便血伴腹胀、腹部肿块、腹泻等。

④便血伴拒奶、纳差、呕吐、腹泻等。

⑤便血伴其他部位如皮下出血、皮肤出血点等。

问题解答

※ 宝宝便血有何危害？

　　首先，便血可以引起贫血；其次，便血可能是某些严重疾病的早期表现，需进一步查找病因，早期进行治疗。

※ 如何发现新生儿便血？

　　可以从大便的颜色进行简单的判断，如果发现排出黑色、暗红色、红色或鲜红色大便，提示宝宝可能便血了。

※ 发现宝宝便血后应如何处理？

　　发现宝宝便血，可以先检查一下肛门，看看有无肛裂，在排除肛裂之后可以暂停喂养，迅速到医院新生儿科进行专科检查。

※ 发现宝宝排黑便一定是血便吗？

　　出生 2～3 天的宝宝，会排出墨绿色或黑色的胎便；近期口服铁剂的宝宝，大便也有可能呈黑色。所以，新生儿排黑便不一定是血便，可用大便潜血试验进行鉴别。

（二）青春期

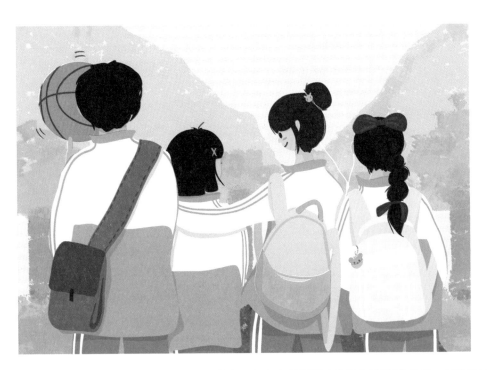

青春期是童年到成人的过渡。这一阶段儿童不仅在身体外观上经历了剧烈的变化，而且在生理、心理和社会功能上也经历了快速的变化。在特定社会背景下，激素驱动的生理变化和持续的神经发育促使儿童过渡至成人。

青春期的分期

青春期分为三个阶段：早期、中期和晚期。每个阶段都有一系列特定的生物学、认知和社会心理特征。

每个儿童在发育的时间和节奏上都存在差异，但是青春期的变化还是遵循一种可预测的模式发生的，性别和文化深刻地影响着这一过程。

青少年时期不但要适应生理上的变化，而且要有心理成长的相应支持，有来自社会各方面的支持，所以目前提倡适合青少年的保健模式为生物－心理－社会模式。

青春期不同分期的特点

项目	早期	中期	晚期
年龄	10～13岁	14～17岁	18～20岁
性成熟评级	1～2级	3～5级	5级
体格生长	女孩：出现第二性征（乳房、阴毛、腋毛），体格生长突然加快 男孩：睾丸增大，生殖器官开始生长	女孩：达到生长速度峰值，月经初潮 男孩：生长突然加快，第二性征出现，梦遗，面部和身体毛发变化，声音变化，身材比例发生变化，出现痤疮	体格生长减缓 男性肌肉量增加
认知和情感发育	具体运算 自我中心 无法意识到当前决策的远期结果 遵守规则，避免受罚	抽象思维 可以感知未来的含义，但不能应用于决策 情绪化，强烈的情绪可能会推动决策 感觉自己刀枪不入 具有从他人角度看问题的能力	以未来为导向，有洞察力 理想主义 独立思考问题 情绪化改善 风险回报评估改善 能够区分法律和道德
自我意识/身份	专注于身体变化 对外表和吸引力的自我意识	关注自身的吸引力 自省增加	更加稳定的身体形象 可能仍然注重自身吸引力 自我认识深刻
家庭	隐私需求增加 探索依赖和独立的边界	控制和独立的冲突 争取更大的自主权 与父母的分离加剧	情感和身体与家庭分离 更加自主 与父母重建"成人关系"
同辈人	同性间关系	强烈的同辈群体观念 专注同辈文化 随大流	同辈群体观念重要性降低
有关性的方面	对性解剖学兴趣增加 对青春期变化感到焦虑和疑问 亲密能力有限	测试自身吸引力 开始与异性的关系和性活动 出现性取向问题	性取向的巩固 关注亲密关系和稳定关系的形成 规划未来和承诺

青春期的优势

青春期是生命中的第二个十年，青少年在该时期累积产生的行为，具有预防或改善未来健康状况的作用。这些行为也可能导致部分疾病的发病率和死亡率，如创伤、心血管疾病、肺部疾病、2型糖尿病、生殖系统疾病和恶性肿瘤等。

1. 青春期男性乳房发育

　　这种情况见于 60% 的青春期男性，是由于雌激素和雄激素浓度的短暂失衡所致。发病时间通常在 10~13 岁，这种生理状况通常 18~24 个月后消退。

家长需要掌握的知识和技能

● 进行体格检查——区分真性乳房发育和假性乳房发育（自行检查或至医院检查）。

● 真性乳房发育的特征是在乳头 – 乳晕复合体下有可触及的腺组织；假性乳房发育的特征是前胸壁弥漫性脂肪增多。

● 处理方法：

　　目前没有任何用于治疗青春期男性乳房发育的药物。大多数情况下，安抚孩子并继续观察；严重或持续的病例可能需要手术治疗（到医院儿童内分泌专科就诊，由医生判断）。

出现以下情况需要就医

出现下述非生理性男性乳房发育的情况，必须至医院就诊：

①内分泌紊乱。

②肝脏疾病。

③肿瘤。

④慢性疾病。

⑤创伤。

⑥药物（抗雄激素、其他外源性激素、抗反转录病毒药物、H2 受体阻滞剂、钙通道阻滞剂、某些抗精神病药物、质子泵抑制剂、滥用酒精和合成类固醇）。

2. 月经不规律

多数情况下，青少年期月经异常是由支配月经周期的下丘脑－垂体－卵巢轴不成熟造成的。

月经是伴随卵巢周期性变化而出现的子宫内膜周期性的脱落、出血。

正常的月经具有周期性及自限性，出血的第一天是月经周期的开始，两次月经第一天的间隔时间，叫一个月经周期。

每次月经持续的时间是经期。

一次月经总的失血量是经量。

如果出现月经周期、经量以及经期的异常则称为月经不规律。

项目	正常表现	异常表现
月经周期	21 ~ 35 天，平均 28 天	< 21 天或 > 35 天
经期	2 ~ 8 天，平均 4 ~ 6 天	< 2 天或 > 8 天
经量	20 ~ 60 ml	< 20 ml 或 > 80 ml
初潮时间	多在 12 ~ 15 岁，11 ~ 16 岁属正常范围	

月经第一次来潮称月经初潮，初潮是女性进入青春期的重要标志。

月经来潮，提示卵巢产生的雌激素足以使子宫内膜增殖，雌激素达到一定水平且有明显波动时，引起子宫内膜脱落即出现月经，但由于此时中枢对雌激素的正反馈机制尚未成熟，即使卵泡发育成熟也不能排卵，故月经周期常不规律，经 5 ~ 7 年建立规律的周期性排卵后，月经才逐渐正常，

多数情况下，青少年期月经异常是由支配月经周期的下丘脑－垂体－卵巢轴不成熟造成的。

● 青春期引起月经不规律的常见因素

①情绪异常：如长期的精神压力、紧张或遭受重大精神刺激及心理创伤，都可导致月经失调或痛经。

②寒冷：青春期女性受寒冷刺激，会使盆腔内的血管过分收缩，可引起经量过少甚至闭经。

③节食：青春期女性的脂肪，至少占体重的 17%，方可发生月经初潮，体内脂肪至少达到体重的 22%，才能维持正常的月经周期。过度节食，引起机体能量摄入不足，造成体内大量脂肪和蛋白质被消耗，致使雌激素合成障碍而明显缺乏，从而影响月经来潮，甚至经量稀少或闭经。因此，追求身材苗条的女生，切不可盲目节食。

家长需要掌握的知识和技能

- 鼓励孩子跟踪记录自己的月经（使用手机 APP、自制表格等）。
- 异常子宫出血是子宫出血在规律性、量、频率或持续时间上的异常。
- 异常子宫出血根据病因可分为九类，与青少年密切相关的有三类，分别为排卵障碍、凝血异常及未分类的子宫异常出血。
- 如果出现月经不规律，需要及时至医院就诊，在医生的帮助下积极寻找病因并治疗。

 问题解答

※ 如何避免青春期女性月经失调的发生？

　　青春期前即应学习、了解一些卫生常识，对月经来潮这一生理现象有一个正确的认识，消除恐惧及紧张心理。

　　经期应注意保暖，忌寒冷刺激；注意休息、减少疲劳，加强营养，增强体质；应尽量控制剧烈的情绪波动，避免强烈的精神刺激，保持心情愉快。

3. 痛经

世界范围内，93% 的青春期女性会发生痛经。许多青少年对自己的痛经治疗不足，寻求医疗救助的人更少。

家长需要掌握的知识和技能

● 孩子出现痛经需要区分是原发性痛经还是继发性痛经。

● 原发性痛经是没有任何特定的盆腔病理条件下的痛经，是最常见的痛经类型，约占 90%。其发生与排卵有关，排卵后孕酮减少导致子宫内膜合成前列腺素，刺激局部血管收缩、子宫缺血和疼痛、平滑肌收缩，从而导致子宫和胃肠道症状。通常出现在月经初潮后，至少持续 12 个月。

原发性痛经的治疗目的是降低前列腺素水平。主要的治疗方法是在月经开始（最好在月经前一天）通过非甾体抗炎药物抑制前列腺素合成酶。可以参加常规体育运动及课间活动。

热敷、芳香疗法、穴位按摩、针灸、经皮神经刺激、中草药疗法、瑜伽和膳食补充剂治疗青少年原发性痛经疗效不确切。

对非甾体抗炎药物无反应的青少年原发性痛经，需至医院寻求治疗。

● 继发性痛经原因很多，最常见的原因是子宫内膜异位症，即在子宫外发现子宫内膜组织，最常见是靠近输卵管和卵巢的部位。通常患者其他女性家庭成员也患有子宫内膜异位症。

子宫内膜异位症的特点是在月经期间有严重的疼痛，青少年也可以表现为非周期性疼痛。

4. 经前焦虑障碍和经前综合征

经前焦虑障碍是一种独特的，对治疗有反应的抑郁症，与其他抑郁症的区别在于发生时机。

焦虑和抑郁症状出现于月经周期的黄体期，并在月经开始后的几天内改善。经前焦虑障碍会导致严重的痛苦和功能障碍，并可能伴有身体和行为症状。

世界范围内，2%~6% 的女性会发生经前焦虑障碍。

经前综合征与经前焦虑障碍发生时机类似，有高达 30% 的青少年可发生。经前症状是由排卵引起的，在黄体期复发，月经结束时会消失。

家长需要掌握的知识和技能

● 密切观察孩子症状与月经周期的关系，区分经前焦虑障碍和经前综合征，不能区分时及时至医院寻求专业诊疗。

● 经前焦虑障碍和经前综合征治疗成功的标准是孩子的症状改善。

● 轻度经前综合征，在告知症状与月经周期的关系并传授压力管理技能（包括锻炼）后，多数青少年可以放松，症状改善。

● 青少年严重经前综合征和经前焦虑障碍需至医院寻求治疗，接受标准剂量的选择性 5- 羟色胺再吸收抑制剂。

五、儿童常见症状的家庭处理

儿童不是成人的缩影，儿科常见疾病不仅包括成人所出现的各大系统问题，而且还具有儿科特有的特征。

本书罗列了包括新生儿期、青春期这两个特殊时期的专科疾病，包括每个时期都共有的眼、口腔、皮肤、耳鼻喉、消化、呼吸、神经、内分泌、心血管、泌尿等系统及心理、用药安全、预防接种等问题。

通过本节内容，使家长能够观察到甚至不需医疗干预就能正确处理，帮助孩子健康地度过儿童期。

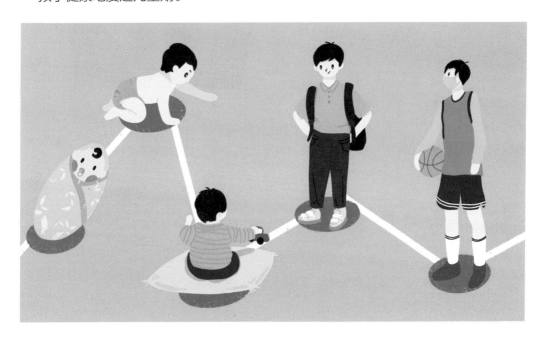

（一）眼科

眼睛被誉为"心灵之窗"，可见其对人体的重要性。

0~6岁是眼睛发育的关键时期，此时期的眼病对儿童视力发育危害极大。

婴幼儿不能准确地表达自己的感觉，许多眼病要靠家长细心观察。

 ## 常见的眼部疾患

- 视觉功能异常——弱视、近视、散光、斜视。
- 眼部炎症性疾病——结膜炎、角膜炎、睑腺炎。
- 眼部外伤。
- 视网膜母细胞瘤、先天性白内障、早产儿视网膜病变。

 ## 眼部疾患的病因

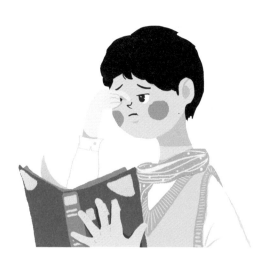

- 长时间使用电子产品或低头看书。
- 饮食不均衡，食物缺乏维生素，如胡萝卜素。
- 经常用手揉眼睛，导致细菌、病毒、衣原体等病原微生物感染。
- 眼睑肿胀常见有外伤、眼部炎症、睑腺炎、睑板腺囊肿以及肾脏疾病。
- 儿童泪道阻塞最常见症状为流泪，部分孩子会出现分泌物多或泪囊炎表现。

家长需要掌握的知识和技能

儿童应定期进行视力检查

- 发现孩子的视力低于相应的正常值，应尽快带孩子到眼科就医。

　　①2~5岁双眼视觉发育最为旺盛。

　　②2~3岁时，视力达到0.5~0.6，此时视力极易受损。

　　③4~5岁时，视力大约为1.0。

④6周岁时，最佳视力为1.2（对数视力表为5.1）。

预防眼部外伤

- 儿童应避免拿牙签、竹签、铅笔等尖锐物品玩，拿尖锐物品时不可跑跳。
- 活动区域的桌角、椅角尖锐处应包保护垫。

几种常见眼部疾病的家长自我判断

- 红眼病——考虑结膜炎、角膜炎、虹膜睫状体炎等眼疾。
- 上睑下垂——考虑先天性上睑下垂，亦不排除神经系统疾病及全身性疾病所致。
- 不能注视眼前物体或不会追随灯光转动眼球——考虑双眼视力极差，甚至失明。
- 眯眼视物、歪着头看东西，看书、看电视距离近，频繁眨眼——视力不好，可能有屈光不正（远视、近视、散光等）。
- 两眼相互位置异常——内斜视（斗鸡眼），外斜视，上斜视。
- 眼睛畏光时，亦可出现眯着眼睛看东西，或频繁眨眼——内翻倒睫、先天性青光眼、角膜炎症及损伤、无虹膜症、白化病、间歇性外斜视、上斜视等多种眼病。
- 流泪、眼分泌物多——结膜炎、内翻倒睫、先天性鼻泪管闭塞等眼部疾病。
- 眼痒、异物感、畏光流泪、视物模糊和眼睑痉挛，分泌物呈丝状——过敏性结膜炎可能性大。
- 黑色的瞳孔区显现白色、黄白色反光，称"白瞳症"——视网膜母细胞瘤、先天性白内障、未成熟儿视网膜病变。

出现以下情况需要就医

眼部疾患无小事，一旦发现异常，应及时就医；如果耽搁了最佳治疗时间，损失不可估量。

视力异常

　　宝宝出生即有视力，但还要经过一个视力发育过程，约到 6 岁才能达到成熟。了解视力的相关知识，避免或及早发现宝宝视力发生异常。

　　婴儿时期由于视觉系统尚未发育成熟，部分孩子 3 岁可接近正常水平（1.0），6 岁左右才完全成熟。影响视力异常的因素包括眼结构异常、全身性疾病及环境因素等。

　　裸眼视力 < 1.0 称视力低常，但视力低常不等于视力异常。其中有的为生理性（或因视力发育迟缓，或因检查不合作等），有的为病理性（即视力异常）。

视力异常的病因

● 屈光不正：正常时，眼在无调节的状态下，远距离（5 m 以外）的平行光线经眼的屈光系统折射后在视网膜上聚焦，能看清远处的物体，称正视眼。如果平行光线不能在视网膜上聚焦，称非正视眼，又称屈光不正，包括以下几种情况：

　　近视：由于眼球前后径过长，当眼球在休息状态下（即睫状肌松弛），而不使用调节时，进入眼内的平行光线，在视网膜之前集合正焦点，在视网膜上则成不清楚的像，远视力明显降低，但近视力尚正常。青少年眼球发育期，有较强的调节力，球壁延展性大，如不注意视力卫生，会使近视程度加深。

类型	形成原因	特点
单纯性近视	在眼球发育过程中眼轴发育过度，形成的近视	单纯性近视矫正视力好，眼球组织正常，为多因素遗传
高低近视	常染色体阴性遗传	多呈进行性发展，眼球组织发生变性，视力不能完全矫正
假性近视	由于长时间近距离工作，睫状肌痉挛，看远时不能松弛造成	无法正常看清远处

　　远视：由于眼轴较短，在不使用调节的情况下，进入眼内的平行光线，在视网膜之后集合正焦点，在视网膜上则成不清晰的图像。

类型	形成原因	特点
轴性远视	人出生时均为生理性远视，成年时逐渐发展为正视。由于遗传和外环境因素影响使婴儿眼球停止发育，眼轴不能达到正常长度，仍保持婴幼儿时的眼球轴长，即为轴性远视	最常见的远视类型，即眼前后轴较正视眼短
曲率性远视	由于眼球屈光系统中任何屈光体的表面弯曲度较小所形成的。其中角膜是最易发生这种变化的部位	先天性平角膜，或由于外伤，或角膜疾病所致的远视
屈光率性远视	由于晶体的屈光效力减弱所致	主要见于老年人

　　散光：平行光线经眼的屈光后不能形成一个焦点，而形成前后两条焦线，为散光。借调节或移动目标与眼的距离均不能在视网膜上成一清晰的物像。

类型	形成原因	特点
不规则的散光	由于先天性遗传，或是后天角膜发生疾病，如角膜溃疡或外伤等引起半球形的角膜曲度发生变化，表面呈现凹凸不平、不规则态时，外来的光线不能在视网膜上形成焦点，而是弥散四方，使大脑对外界物体的认识出现一片模糊，产生的散光称为不规则的散光	很难用眼镜矫正
有规则的散光	由于角膜弯曲度在某一方向与它的垂直方向不一致时引起的散光，称有规则的散光。多是由于角膜的屈光能力不同所造成	多与近视或远视同时存在，可用眼镜矫正

● 屈光参差：双眼屈光状态不等，相差 2D 以上称屈光参差。

● 斜视：指双眼眼位有偏斜的倾向，而融合力不能控制，表现为偏斜状态。常见原因如下：

类型	形成原因	特点
发育不完善	①儿童（婴幼儿）双眼单视功能发育不完善，不能有效协调眼外肌 ②眼部的疾病（如屈光不正，视网膜黄斑发育异常等）、外伤及外界刺激等都能促使斜视发生	5 岁前双眼单视功能未完善，是儿童斜视发生的高峰期
先天异常	先天眼外肌肌肉的位置发育异常导致最多，包括： ①眼外肌本身发育异常 ②中胚叶分化不全 ③眼肌分离不良 ④肌鞘异常及纤维化等 ⑤支配肌肉的神经麻痹	一般出生后 6 个月内发生斜视称先天性斜视。它不具备建立双眼视物的基本条件，对视功能的发育危害最大
生产因素	①生产过程中产钳造成新生儿头面部损伤 ②生产时用力过度致新生儿颅压升高产生大脑点状出血，在支配眼球运动的神经核处引起眼外肌麻痹	
遗传因素	遗传因素可引起斜视，家族遗传可间接传到隔代子女身上	
调节性内斜	儿童发育特点为眼球小，眼轴短，故多为远视眼	内斜视
	儿童角膜及晶体曲折力大，睫状肌收缩力及调节力都强，想看清物体需要更多的调节力，同时双眼用力向内转产生力过量辐辏容易引起"内斜视"	
斜视	眼球运动中枢控制能力不足： ①如果集合过强或外展不足，或两者同时存在，就产生了"内斜视" ②外展过强，集合不足或两者同时存在，就产生了"外斜视"	斜视

● 弱视：指最佳矫正视力低于0.9（0.9适用于≥5岁者，4岁矫正至0.8，≤3岁以下0.6）的视力状况。

类型	形成原因
有明显器质性病变	视神经萎缩、先天性白内障、先天性上睑下垂、先天性角膜混浊、先天性玻璃体混浊、先天性青光眼、先天性无虹膜、全色盲、白化病、眼球震颤等
无明显器质性病变	患儿没有明显器质性病变，可能患有屈光不正、屈光参差、斜视，也可能没有但眼球结构为平光

家长需要掌握的知识和技能

- 2~5 岁双眼视觉发育最为旺盛。

- 2~3 岁时，视力达到 0.5~0.6，此时视力极易损伤。

- 4~5 岁时，视力大约为 1.0。

- 6 周岁时，最佳视力为 1.2（对数视力表为 5.1）。

- 青少年的视力调节能力较强，中等度的远视也可能表现不出任何视觉症状，所以应定期视力检查，如果发现孩子的视力低于相应的正常值，尽早带孩子到正规眼科就医。

- 高度远视时已看不清外界任何物体，由于眼调节力度不足以矫正屈光异常，需要借助于物像的增大来增加辨认物体的能力，视觉症状较为明显；偶尔可见远视患儿将书本拿得很近看书，被误认为"近视"。如发现视力异常应及时就诊。

- 几种常见视力异常的家长自我判断

日常表现	疾病提示
不能注视眼前物体或不会追灯光转动眼球	提示双眼视力差，甚至呈失明状
眯眼视物、歪着头看东西，看书、看电视距离近，频繁眨眼等	可能视力不好，多为屈光不正（远视、近视、散光等）
两眼相互位置异常	外斜视，内斜视（斗鸡眼），上斜视等
眼睛畏光时，伴有眯眼看东西，或频繁眨眼	可能存在内翻倒睫、先天性青光眼、角膜炎症及损伤、无虹膜症、白化病等多种眼病
黑色的瞳孔区显现白色、黄白色反光	考虑为视网膜母细胞瘤、先天性白内障、未成熟儿视网膜病变

 出现以下情况需要就医

　　眼部疾患无小事，一旦发现孩子眯眼视物，或视物模糊，可能存在视力异常，应及时到正规医院的眼科就医，避免延误治疗，损伤更大。

🐣 问题解答

※ 孩子弱视，有什么危害？

● 弱视可引起或加重近视。

● 弱视视力差看不清黑板内容，影响学习成绩。

● 弱视可引起立体视觉缺陷，影响将来就业。

● 弱视可造成终生低视力，甚至眼盲。

※ 发现弱视，多大年龄治疗最好？

　　弱视的疗效与治疗年龄、注视点有关，年龄越小、注视点离中心凹越近者疗效越好；患儿若在 3 岁前检查出来并得到及时纠正，6 岁前可能获得正常的视力。

　　因此，6 岁前疗效最好，12 岁后视力不能恢复。如果没有及时发现，拖到 12 岁以后，弱视可能伴随孩子一生。

※ 什么是假性近视？什么是真性近视？两者有什么区别？

● 假性近视：常见于看近物时，由于调节程度过强和持续时间太长，造成睫状肌的持续收缩，引起调节紧张或调节痉挛，转为看远时，不能很快放松调节，造成头晕、眼胀、视力下降等视力疲劳症状。这种由于眼的屈光力增强使眼球处于近视状态，称为假性近视。

● 假性近视与真性近视从症状上看都有视力疲劳，远视力不好而近视力好的特征。

● 但假性近视属于功能性改变，没有眼球前后变长的问题，只是调节痉挛，经睫状肌麻痹药点眼后，多数可转为远视或正视眼。如果按真性近视治疗戴近视镜片，眼睛会感到很不舒服，因为它并没有解除调节痉挛，甚至还有导致近视的危险。

● 真性近视：也称轴性近视，眼轴的前后径延长，远处的光线入眼后成像于视网膜前。近视程度多为中、高度近视，视远物模糊不清，近视力正常。高度近视常因屈光间质混浊和视网膜、脉络膜变性引起，其远近视力均不好。

● 与假性近视相比，真性近视发生、发展时间较长，并且患儿眼球外观呈不同程度的外凸，真性近视很难自我调节恢复。

※ 近视会遗传吗？

　　近视分生理性近视和病理性近视，是否遗传要依据情况而定。

　　生理性近视是正常用眼疲劳所致，遗传倾向相对较低。

　　病理性近视如高度近视（近视度数 > 600 度）、超高度近视（近视度数 > 1000 度）遗传概率会大于正常人群。

※ 近视戴眼镜后会越来越近视吗？

　　戴眼镜是不会加重近视程度的。

　　近视是用眼方式不当所致，而不是戴眼镜引起的；对于真性近视，通常考虑佩戴框架眼镜矫正，如果不及时佩戴眼镜进行矫正，看东西就会模糊，更容易造成视疲劳，加重近视的进展。

　　所以，预防近视进展最有效的方法是及时佩戴合适的眼镜。

（二）口腔科

　　儿童口腔疾患常见鹅口疮、龋齿、口腔溃疡、口角炎、扁桃体及腺样体肥大等，有时会反复发作，给患儿的生活带来影响。

 口腔疾患的常见原因

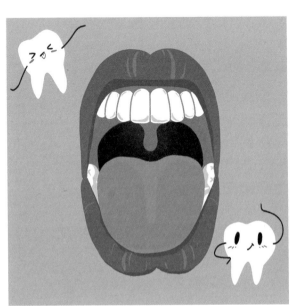

- 鹅口疮：由白色念珠菌感染引起，是婴幼儿，尤其是新生儿常见的口腔炎。
- 龋齿：又称蛀牙、虫牙，牙菌斑是其主要形成原因。牙菌斑里面含有细菌，细菌和牙齿上食物残留物中的糖、淀粉等发生反应形成一些酸性物质腐蚀牙齿。
- 口腔溃疡：俗称"口疮"。多种因素均可诱发，包括遗传、饮食、免疫等因素，反复发作，具有明显的个体差异。
- 口角炎：

　　感染性——真菌、细菌、病毒。

　　创伤性——口角牵拉时间过长、磕碰、反复舔口角致皲裂。

　　接触性——常见过敏体质接触变应原，如食物、药物、面霜等诱发。

　　营养不良——维生素 B_2 等缺乏，铁、蛋白质不足。

- 扁桃体、腺样体肥大：由于急性或慢性炎症反复刺激引起腺体过度增生。

家长需要掌握的知识和技能

- 鹅口疮在口腔菌群失调时更易发生，平时奶具消毒干净，吃奶后清洁宝宝口腔，可减少鹅口疮的发生。
- 预防龋齿发生：3 岁以下儿童，可定期给患儿牙齿涂氟（3 ~ 6 个月 1 次）；3 ~ 5 岁可做沟窝封闭乳牙，6 岁以上沟窝封闭逐渐萌出的恒牙，可有效预防龋齿。
- 家长要注意饮食均衡，适当添加粗粮，避免长期食用精米、精面引发口角炎。

几种常见口腔疾病的家长自我判断

- 口腔黏膜、舌面、口唇内侧有白色膜状物附着，不易擦拭，多数不影响饮食，患儿精神状态良好，多发生在1岁以内的婴儿，可考虑为鹅口疮。
- 口腔黏膜除口腔溃疡外，咽峡如有红色疱疹，疱疹周围可见红晕，伴有发热，考虑为疱疹性咽峡炎；如伴有手足心疱疹时，可考虑为手足口病；口腔两侧颊黏膜可见白色粗糙膜状物时，考虑为麻疹。
- 睡眠时打鼾，张口呼吸或憋醒，重者出现呼吸暂停等，考虑为腺样体肥大。

出现以下情况需要就医

- 5～6岁儿童乳牙与恒牙交替时期，如果恒牙已萌出，而对应的乳牙尚未脱落，需及时到口腔科就诊拔除乳牙。
- 出现高热、伴口腔疱疹或黏膜斑。
- 腺样体肥大影响呼吸或睡眠时。

问题解答

※ 腺样体肥大，什么情况下要手术？

手术适应证主要是呼吸障碍，即睡眠打鼾、张口呼吸；腺样体肥大影响邻近器官，如中耳或鼻窦；腺样体肥大引起咽喉、气管等部位的症状，如鼻后滴漏综合征等；腺样体肥大引起面部发育不良，影响智力等，需手术治疗。

※ 孩子什么时候进行沟窝封闭最好？

最佳时机为牙齿完全萌出且尚未发生龋坏的时候，可以长出一颗封闭一颗，封闭后每半年检查一次填充物是否脱落。

1. 磨牙

磨牙是一种咬合障碍，在儿童生长发育过程中很常见，可阶段性出现，也可以每夜发生。了解相关知识，家长可以消除对孩子磨牙的紧张情绪。

磨牙的原因及诱因

- 磨牙是由于咀嚼肌的持续收缩引起的，因咀嚼肌受三叉神经支配，所以凡是能影响到咀嚼肌和三叉神经的因素，均可引起磨牙。

- 当出现咬合障碍，破坏了咀嚼器官的协调关系，机体就以增加牙齿磨动来改善咬合障碍。

磨牙的常见诱因

- 肠内寄生虫病，尤其是肠蛔虫病，在儿童中多见。

- 胃肠道疾病、口腔疾病。

- 临睡前吃了不易消化的食物，在睡觉后可能刺激大脑的相应部位，通过神经引起咀嚼肌持续收缩。

- 神经系统疾病，如神经运动性癫痫、癔症等。

- 白天情绪激动、过度疲劳或情绪紧张等精神因素。

- 缺乏维生素：患有维生素 D 缺乏性佝偻病的儿童，由于钙、磷代谢紊乱，会引起骨骼脱钙、肌肉酸痛和自主神经紊乱，会出现多汗、夜惊、烦躁不安、夜间磨牙。

- 牙列不齐，咀嚼肌用力过大或长期用一侧牙咀嚼，以及牙齿咬合关系不好，发生颞下颌关节功能紊乱，也会引起夜间磨牙。

- 儿童在 8~11 岁后换牙期间，因牙龈发痒，易产生轻微的磨牙现象，此时属正常现象，过了此年龄段，自会消失。

- 情绪和生活规律的影响：儿童如学习紧张，压力大，或晚间睡前看惊险的打斗影视、入睡前玩耍过度等，均会引起磨牙。或因某事长期受父母责骂等，引起压抑、不安和焦虑，也会夜间磨牙。

家长需要掌握的知识和技能

- 磨牙有几种类型，可根据日常表现给予初步判断

类型	日常表现
磨牙型	因常在夜间入睡后磨牙，也叫"夜磨牙"。睡眠时患儿有磨牙或紧咬上下齿的动作，由于牙齿磨动时常伴有"咯吱咯吱"的声音，也叫"咬牙"。患儿本身不知道，常由他人告知。因能影响到他人，所以容易被重视
紧咬型	常有白天注意力集中时不自主地将牙咬紧，但没有上下牙磨动的现象
混合型	兼有夜间磨牙和白天紧咬牙的现象

几种常见原因的家长自我判断

- 有些孩子平时晚上并不磨牙，但如果临睡前看恐怖紧张的故事、影视或玩刺激的电子游戏后，由于神经过于兴奋，也会出现磨牙。

- 晚上蒙被睡觉过久，因大脑组织蓄积二氧化碳过多，氧气供应不足，

这种刺激也可引起磨牙。

● 如果磨牙伴多汗、夜惊、烦躁不安等，可能与维生素 D 缺乏有关。

● 如果平时不注意卫生，磨牙伴脐、腹部经常隐痛，或夜间肛周瘙痒，可能与寄生虫感染有关。

出现以下情况需要就医

长期反复磨牙，出现以下几种症状的，应及时就医。

● 牙周、牙槽骨、牙龈萎缩，牙齿松动、移位等改变。

● 咬肌疲劳、咬合无力。

● 伴有颞下颌关节功能紊乱症状。

● 起床后有头颈部疼痛症状等磨牙后合并症者。

问题解答

※ 肠道驱虫治疗会缓解磨牙吗？

如果磨牙是因肠道寄生虫引起的，驱虫往往能使磨牙消除。

肠道寄生虫引起的磨牙，以蛔虫和蛲虫多见。

儿童由于平时不注意卫生，肠道常常有蛔虫寄生，它寄生在小肠内，不但掠夺人体营养，还会刺激肠壁分泌毒素，引起消化不良、脐周隐痛，以及出现烦躁、磨牙等。

蛲虫寄生于大肠内，孩子夜间入睡后，蛲虫悄悄爬至肛门口产卵，引起肛门瘙痒难忍，也常常伴有磨牙。进行驱虫治疗，可消除磨牙。

※ 如何缓解磨牙症状？

夜磨牙，可针对原因进行防治：

①有蛔虫或蛲虫病，应及时驱虫。

②饮食上应合理调节膳食，粗细粮、荤素菜搭配，防止孩子营养不良，引导孩子不偏食、不挑食，晚餐不要过饱，以免引起胃肠不适。

③患有佝偻病的孩子给予维生素 D 及钙剂治疗，同时进行适量日光浴。

④父母应给孩子创造一个舒适和谐、充满欢乐的家庭环境，消除各种不良的心理因素，必要时配合心理治疗。

⑤有牙咬合不良的要请口腔科医生及时治疗。

⑥必要时可在医嘱下睡前服用镇静药物，以降低神经系统的兴奋性，减少或防止夜间磨牙的发生。

2. 流涎

流涎俗称"流口水"，指口中唾液不自觉地从口内溢出的一种病症。在新生儿时，唾液腺不发达，到婴儿 5 个月以后唾液分泌增加，流涎增多，给宝宝生活带来影响，了解相关知识，家长将不再焦虑。

 流涎的常见病因

根据流涎的类型及原因，可以分为生理性流涎和病理性流涎两大类：

类型	原因	临床表现
生理性流涎	6 个月以后的婴儿，口腔浅不能吞咽过多的唾液，加之牙齿渐渐萌出对神经刺激造成唾液增多，流涎属生理现象	
	食物刺激	4~6 个月以后的婴儿，开始添加辅食，食物对神经、唾液腺的刺激较强，唾液腺分泌功能增加
	乳牙萌生	牙齿萌出使牙龈神经受到机械性刺激，唾液分泌增多
	不良习惯	反复长时间有东西刺激口腔，可使唾液分泌增多。如经常吸吮手指、使用安抚奶嘴、啃指甲、咬铅笔头等不良习惯，会致前牙开合反殆畸形，引起流涎增多
	夜间流涎	夜间侧卧位睡觉，压迫唾液腺使唾液分泌增加；有的孩子习惯咬奶嘴、毛巾、被角等，刺激唾液腺分泌增加
病理性流涎	婴幼儿因疾病引起唾液分泌过多或吞咽困难，导致口水量超出了正常范围	
	母乳喂养时间过长	母乳喂养时间过长，添加辅食晚，不利于宝宝脾胃的正常发育，引起流涎
	口腔卫生不良	龋齿、牙周疾病引起夜间流涎
	口腔炎症	疱疹性口炎、细菌性口炎、卡他性口炎等
	口腔畸形	口腔咬合不正、闭合不良等
	神经系统炎症	面神经麻痹、脑炎、脑瘫、延髓麻痹、一氧化碳中毒等
	腮腺机械性损伤	成人反复捏压孩子的面颊部
	先天性疾病	21- 三体综合征、先天性甲状腺功能减低症等
	儿童情绪障碍	表现为强迫性吐口水的一种心理疾病
	汞毒性流涎症	表现为手脚、鼻尖和脸颊的皮肤稍呈粉红色，手脚的皮肤有脱皮现象，有丘疹水疱出现，伴流涎、口渴
	假性唾液分泌过多	不是真正的唾液分泌亢进，而是因口腔吞咽受阻所致。如食管狭窄、闭锁、瘢痕等引起吞咽困难等

家长需要掌握的知识和技能

- 6个月牙齿萌出时，对牙龈三叉神经的机械性刺激使唾液分泌增多，流涎稍增多，随着年龄增长，口腔深度增加，婴儿能吞咽较多的唾液，流涎自然消失。
- 平时护理注意口腔卫生，突然出现明显流涎要观察是否为口腔炎症等病理性流涎。
- 无论是生理性流涎还是病理性流涎，均应该及时处理，保持口周、下颌、颈等部位的干燥，可在颈部涂擦爽身粉，并要及时更换颌下铺垫物，以保持局部干燥。
- 有些宝宝的父母和亲友出于喜爱，经常捏压孩子的面颊部，这样做容易造成腮腺的机械性损伤，导致唾液的分泌量超过正常宝宝，从而出现流涎。
- 几种常见流涎的家长自我判断
  2岁以上仍流涎，应注意结合智力发育和动作发育来综合衡量，多为病理性流涎。

流涎伴随其他表现	提示疾病
伴哭闹、发热、拒食、口腔疱疹、溃疡等	口腔炎可能性大，应及时就医诊治
伴口角歪斜、鼻唇沟消失等面部瘫痪，或有其他神经系统变化	提示神经系统疾病
伴智力、动作等发育落后	考虑脑瘫
伴特殊面容、智力、动作发育落后等	考虑先天性疾病
伴咬合不正	多为口腔发育异常

出现以下情况需要就医

- 如果流涎伴发热、口腔疱疹或口角歪斜、反复呕吐、头痛等症状需及时就医。
- 流涎伴智力、动作等发育异常的亦需及早就医。

问题解答

※ 宝宝情绪障碍会引起流涎吗？

情绪障碍引起的流涎，多表现为儿童强迫性吐口水，是一种心理疾病。多发生在5~13岁儿童，除吐口水外，往往伴有活泼好动、容易紧张和焦虑不安等。其发病原因除心理因素和环境因素外，同时也与个体素质、性格、个性有关。

值得注意的是，经常吐口水也可能是抑郁症、焦虑症、多动症或心理性问题的早期症状，此倾向往往被家长忽视。

※ 流涎应注意什么?

● 宝宝口水多,应该及时处理,保持口周、下颌等部位干燥,及时更换颌下铺垫物。

● 生理性流涎不需要治疗,随着年龄增长,口腔深度增加,婴儿能吞咽更多的口水,流涎自然消失。

● 纠正孩子趴着睡觉及含奶嘴、咬毛巾等一些不良习惯,可减少流涎。

● 注意口腔卫生,养成早晚刷牙,饭后漱口的好习惯;牙齿、牙龈问题及早到口腔科就诊处理。

● 全身性疾病引起的流涎应进行病因治疗。

● 对经常吐口水的孩子,应行心理疏导治疗。

（三）皮肤科

皮肤是人体最大的器官，儿童皮肤比较娇嫩，尤其是婴幼儿，所以皮疹是儿科疾病的常见体征，根据不同疾病的前驱表现，皮疹的形态、分布、出疹和退疹演变过程均不相同，分析皮疹的特征，有助于原发疾病的诊断，遇到皮疹将不再恐慌。

 皮疹的病因

按皮疹形成病因，可分为六大类：

● 过敏性皮疹：荨麻疹、湿疹、接触性皮炎等。

● 感染性皮疹：脓疱疮、风疹、麻疹、水痘、手足口病、幼儿急疹、猩红热等。

● 免疫性皮疹：过敏性紫癜等。

● 出血性皮疹：特发性小细胞减少性紫癜等。

● 先天性皮疹：血管瘤、咖啡斑等。

● 特有的皮疹：白色糠疹、色素失禁症、儿童皮肌炎等。

皮疹可根据形态分类如下：

● 斑疹：真皮内血管扩张，呈红色，不突出于皮肤表面，按压褪色，形态、大小不等，可融合成片。

● 丘疹：表皮或真皮浅层内血管肿胀，炎性细胞浸润，血浆、红细胞渗出，而且覆盖于皮疹上面的表皮细胞因肿胀、坏死后角化、脱屑，故丘疹突出于皮肤表面，形态、大小不一，也可融合成片，如婴儿湿疹、幼儿急疹、猩红热等。

● 疱疹：表皮棘状细胞变性、水肿，形成囊状细胞，相邻细胞融合成空腔，如天疱疮、大疱性表皮松解症、疱疹样皮炎、烫伤、烧伤。

● 脓疱：疱疹合并细菌感染，脓疱周围组织发炎，形成一周红晕，脓疱破裂后脓液干燥、结痂，如脓疱疮、疥疮。

● 瘀点、瘀斑、血肿：血液流出淤积在组织内，皮肤表面光滑呈红色斑点，以后变紫转青，终于变成淡黄色而消失；根据出血程度予以区分。

①瘀点：出血点呈针尖大小（< 2 mm），如败血症、血小板减少性紫癜出血。

②瘀斑：出血呈片（> 5 mm），如流行性脑脊髓膜炎。

③血肿：出血过多积聚于皮下，如血友病。

● 风团：又称为"风疹块"，是速发的稍隆起皮面的片状皮肤变态反应性改变。特点：突然发生，消退也快，一般在24小时内退尽，常伴有奇痒难忍。常见于食物蛋白过敏或药物所引起的荨麻疹、血管神经性水肿。

● 结节：是真皮或皮下的炎症或非炎症性实体，边界分明。如脂肪瘤、神经纤维瘤、皮质囊肿。

家长需要掌握的知识和技能

常见皮疹的家长自我判断

- 遇到皮疹，首先考虑是否有类似患儿接触史，是否有可疑食物、物品接触史，观察是否伴有发热。

- 幼儿急疹：热退疹出，突然发热，体温达 39℃以上，持续 3 ~ 5 天，微凸起的、粉红色的点状皮疹分布以颜面部、颈部、躯干部为主，疹出 1~3 天后即基本消退，不留痕迹。

- 荨麻疹：进食某食物或药物后，身上出现水肿性的团状或条块状皮疹，颜色为红色或周围有红晕的苍白色，痒感明显；皮疹可分布全身各处，出得快，消退得也快，一般不超过 24 小时，也不会留下痕迹。

- 水痘：发病最初出现的是红色斑疹，斑疹会逐渐变为水疱样皮疹，周围绕有红晕，水疱会在 1 ~ 2 天内干瘪结痂，但其他部位又会有新的疱疹出现。疱疹最先出现于躯干和头部，后蔓延到面部和四肢；伴痒感，如果挠破疱疹引发感染，会留下小瘢，具有传染性。冬春季多见。

- 猩红热：在发热第 1 天内出现，皮疹为红斑上细小的丘疹，摸上去像砂纸，用手按压会褪去红色；从耳后、颈部、上胸部出疹，迅速蔓延全身；面颊发红，口鼻周围出现苍白圈；皮疹 2~3 天退去，后出现皮肤脱屑。可伴咽喉疼痛。

- 手足口病：发热，同时嘴里出现小水疱，很快破溃成为溃疡，四周有红晕；手、足、关节处及臀部伴有水疱，偶有疼痛或痒感，一般 4 天后消退。患儿可因嘴疼拒绝进食饮水。

- 湿疹（特应性皮炎）：两颊出现对称性红斑，可蔓延到整个面部，呈密集的丘疹，重者可有水疱

如果您的孩子出现长期瘙痒，同时出现下图的情况，就要考虑特应性皮炎（湿疹）

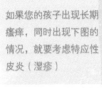
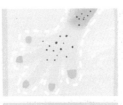
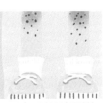
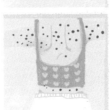
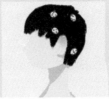
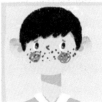

和渗液，干燥后结成淡黄色痂皮，脱落后露出点状充血性糜烂面，严重者可扩散至四肢或全身。皮疹痒感明显，会出现哭闹不安，转头摩擦或用手抓的情况。出疹中可能会合并细菌感染，呈脓疱样。

- 麻疹：发热 3 ~ 4 天出现皮疹，先耳后及颈部，渐及前额及两颊，自上而下迅速蔓延全身，最后达四肢。病程早期口腔颊黏膜处可见白色麻疹黏膜斑，同时可伴球结膜充血。

- 脓疱疮：俗称"黄水疮"，是一种传染性的皮肤细菌性感染，夏秋季多见。皮肤最初出现散在的红斑或小疱，随后形成脓疱，周围绕有红晕，脓疱中充满清亮或黄色的液体，易溃烂并结痂，周围会出现新的脓疱，伴痒感。主要分布在面部、四肢，也可能蔓延至全身，愈合后不会留瘢痕。

- 过敏性紫癜：以皮肤紫癜为首发症状，表现为针尖至黄豆大小瘀点、瘀斑或荨麻疹样皮疹、粉红色斑丘疹，压之不褪色，可融合成片，最后变为棕色。严重者可发生水疱、血疱，坏死甚至溃疡。多发生在负重部位，以四肢伸侧，尤其是双下肢、踝关节周围多见。对称分布，成批出现。可伴有腹痛、关节疼痛、头痛等。

- 血小板减少性紫癜：出现突发广泛性皮肤黏膜紫癜，甚至是全身大面积的瘀斑，以下肢多见，分布均匀。可伴有鼻腔、牙龈黏膜出血，严重者会发生内脏出血，颅内出血可致死亡。

湿疹的自我检查评分判断

大家可根据下表给自己的孩子做个评分，分值越高，病情越严重。
在皮肤科医生的指导下，根据患儿的病情，选择合适的药物，药物的副作用在可控范围内，快速而持久地控制病情。

■POEM 患者湿疹（患者湿疹自我检查评分量表）

七个问题	评分	
1　过去一周，有多少天皮肤因为湿疹而感觉瘙痒	0 分	没有
2　过去一周，有多少个晚上睡眠因为湿疹而受到打扰		
3　过去一周，有多少天皮肤因为湿疹而渗血	1 分	1~2 天
4　过去一周，有多少天皮肤因为湿疹而流水或渗出透明液体	2 分	3~4 天
5　过去一周，有多少天皮肤因为湿疹而皲裂		
6　过去一周，有多少天皮肤因为湿疹而脱屑	3 分	5~6 天
7　过去一周，有多少天皮肤因为湿疹而感觉干燥或粗糙	4 分	每天

* 使用七个问题，针对过去一周内瘙痒、睡眠影响、出血、渗出、皲裂、皮肤剥脱及干燥出现的频率进行评分
* 按频率每项评 0~4 分，总分 28 分，分值越高，影响越严重

出现以下情况需要就医

- 因重度过敏性皮疹引起喉头水肿、窒息及血液循环改变危及生命，需紧急就医。
- 出血性皮疹可能造成重要器官出血。
- 皮疹伴发热的感染性疾病，如水痘、手足口病、猩红热、麻疹。
- 皮肤上出现不明原因的紫癜。

问题解答

※ 湿疹患儿是否需要做变应原检测？

5 岁以下的中重度湿疹的患儿，如果有强烈的证据提示食物过敏，可以做变应原测试，变应原检测包括皮肤点刺实验和血特异性 IgE。

※ 湿疹患儿的衣、食、住、行等应该注意什么？

衣：内衣宜根据季节选择丝绸制品或柔软棉质品，宜宽松、柔软。特应性皮炎患儿怕热，通常建议穿衣在能保温的前提下，比正常儿童少穿一件。

食：婴儿期首选母乳喂养。除非明确诊断牛奶蛋白过敏，否则不建议使用特殊配方奶粉。

住：保证房间通风、透气、凉爽，使用温湿度计检测温度和湿度。

行：做好防晒，避免阳光直射皮肤。不要在草地上活动，注意避免蚊虫叮咬。

洗：急性期中每日用温水沐浴 1～2 次，在增加湿度的同时还有利于减少渗出，去除痂皮和残留药物；慢性期可以每日沐浴 1 次。

※ 湿疹能不能不用药物治疗，长大了会不会自然就好了？用药会不会影响孩子的生长？

润肤剂和（或）保湿剂的应用极为必要，至少每日外用（多主张全身使用）1～2 次，尤其是在沐浴后应即刻使用，以保持皮肤的水合状态，从而保护皮肤的屏障功能，减轻瘙痒症状。

如果皮疹非常轻微，只是干燥，瘙痒不明显，可以不用药，只需要做好保湿。但如果孩子反复搔抓、哭闹、发育较同龄人滞后，皮疹因为不治疗而加重，那就需要积极治疗，否则会加重病情，并发感染，更难控制。

局部的激素外用，不会影响孩子的生长发育。

※ 宝宝皮肤上的紫癜怎么区分？

儿童最常见的紫癜有过敏性紫癜和特发性血小板减少性紫癜，前者多呈对称性，血常规检查血小板不低，而后者皮疹无明显对称性，血常规检查提示血小板明显减少。

※ 宝宝湿疹时，能用含有激素的药膏涂抹吗？

轻症不建议使用，较重者应在医生指导下使用。

（四）耳鼻喉科

耳鼻喉科包括耳、鼻、喉等器官，是人体容易发病的部位，同时也是最容易影响孩子的正常生活和学习的疾病，若得不到及时的治疗，很容易引发其他的各种并发症。

耳鼻咽喉器官位于头面部深处，腔窄小曲折，不易直接清楚看到，必须借助光源与专科器械方能进行检查。

家长需要掌握的知识和技能

常用药物及敷料

● 1% 麻黄素、0.1% 肾上腺素、1% 丁卡因、3% 过氧化氢（双氧水）、3% 酚甘油、50% 三氯醋酸、1% 甲紫及纱布、棉球、棉片、凡士林纱条等。

检查时体位

● 大年龄组儿童就诊时与检查者相对而坐，两腿各稍微向侧方，腰靠检查椅背，上身稍前倾。

● 小年龄组儿童就诊时，家长可怀抱患儿，两腿将患儿腿部夹紧，一手将头固定于胸前，另一手抱住两上肢和身体。

耳鼻喉检查的仪器

● ①耳镜　②鼓气耳镜　③电鼓气耳镜镜头　④电耳镜　⑤喷雾器　⑥直压舌板　⑦角开压舌板　⑧枪状镊　⑨膝状镊　⑩卷棉子　⑪耵聍钩　⑫后鼻镜　⑬间接喉镜　⑭前鼻镜　⑮音叉　⑯额镜。

另备有酒精灯、污物盆、消毒纱布、消毒棉花等。

1. 鼻部疾患

鼻是人体的嗅觉器官。

鼻塞、流涕、喷嚏、异物、鼻出血、外伤等是儿童常见的鼻部症状。

 鼻部问题的常见原因

上呼吸道感染、鼻炎、鼻窦炎、过敏性鼻炎、鼻腔异物、鼻中隔偏曲、鼻息肉、气候干燥、外伤、凝血功能异常等。

 家长需要掌握的知识和技能

鼻腔有异物

- 若怀疑孩子鼻腔有异物，可用手电筒照一照，若异物较浅，家长可用小镊子或小棉签轻轻地取出；若异物较深，需及时就医，不能自行盲目取异物，否则可能会将异物推向鼻腔更深处。

鼻腔出血

- 发现鼻出血不必紧张和恐惧，更不能让孩子仰头或平躺，因为这样会使血液从咽后壁流入食管和胃部，几分钟后血液会从胃部吐出，掩盖鼻出血真相，并有可能误吸入气道，引起窒息。

- 正确的方法是压迫止血，大部分鼻腔出血部位是在鼻中隔前下方，可以用手指把鼻翼向鼻中隔处挤压，多数 2~3 分钟就能止血。

过敏性鼻炎注意日常护理

- 过敏性鼻炎在发作期需积极就医，合理用药治疗，远离变应原。

- 用盐水定期对孩子的鼻腔清洗，减少鼻腔刺激物，改善过敏性鼻炎症状。

- 多带孩子参加户外活动，均衡饮食，以增强免疫力。

几种常见鼻部症状的家长自我判断

◈ **若出现鼻塞，可根据不同年龄初步判断**

- 新生儿期常见新生儿急慢性鼻炎、畸胎瘤、先天性后鼻孔闭锁、鼻梅毒、鼻白喉等。

- 婴幼儿期常见鼻腔异物、急慢性鼻炎、急慢性筛窦炎、上颌窦炎及上颌窦骨髓炎等。

- 儿童期常见鼻窦炎、腺样体肥大、鼻腔异物、后鼻孔息肉等。

◈ **根据鼻部分泌物性质初步判断鼻部疾患**

- 鼻腔分泌物稀薄，透明似清水的水性分泌物，多为过敏性鼻炎、急性鼻炎、血管舒缩性鼻炎等。

- 黏液性分泌物见于慢性单纯性鼻炎、

物理性刺激等。

● 黏性脓性分泌物见于急性鼻炎的恢复期、慢性鼻窦炎、慢性增生性鼻炎等。

● 脓性分泌物见于齿源性上颌窦炎、鼻腔异物、上颌骨骨髓炎、鼻窦炎等。

● 血性分泌物见于急性鼻炎、急性发热病、传染病、血液病、鼻腔异物、鼻腔或鼻咽部纤维血管瘤、鼻腔恶性肿瘤早期等。

● 脑脊液鼻漏见于头外伤后鼻漏或鼻部术后等。

● 上呼吸道感染：受凉后，鼻塞、鼻涕可伴发热。

● 过敏性鼻炎：春季或秋季，出现鼻痒、反复喷嚏、清涕、鼻塞等。

● 鼻腔异物、鼻息肉、鼻中隔偏曲：长期鼻塞，或伴有鼻腔臭味。

● 鼻窦炎：反复鼻塞、黄脓涕，可伴头痛，上呼吸道感染后会加重。

出现以下情况需要就医

● 鼻出血血流不止者。

● 反复流鼻血者。

● 反复脓涕伴头痛，对学习、生活有影响者。

● 鼻腔深处异物。

问题解答

※ 儿童鼻炎能根治吗？

鼻炎的分类不同，预后也不尽相同。

急性感染性鼻炎，经对症治疗 5~7 天可以根治。

由于过敏体质的存在，过敏性鼻炎只能控制鼻炎症状，难以根治。

※ 小婴儿鼻腔有分泌物，鼻塞影响睡觉、吃奶怎么办？

可先用温热毛巾放鼻孔附近，使鼻分泌物软化，后用小棉签在鼻腔内打转卷出或用婴儿吸鼻器吸出。

2. 喉鸣

喉部是儿童呼吸道相对娇嫩的部位，内外因作用下可出现喉鸣。

听到喉鸣容易引起家长恐慌，了解喉鸣相关知识不仅可以预防，也可得到及早诊治，也可让家长在喉鸣面前做到游刃有余。

喉鸣的常见原因

● 先天性喉喘鸣：由喉软骨钙化不全或神经肌肉功能异常引起。

①可由于妊娠期营养不良，胎儿缺钙，或会厌软骨过大而柔软，喉腔变窄呈活瓣状震颤而引发喉鸣。

②因吸气性喉杓状软骨脱垂所致喉鸣。

③婴儿多数出生时呼吸正常，出生后 1~2 个月逐渐出现喉鸣，多为持续性，喉鸣仅发生在吸气期，也有平时不明显，稍微受刺激后立即发生的情况。可与体位有关，平卧位加重，侧卧、俯卧位减轻。患儿多数一般情况良好，哭闹时不伴声音嘶哑，呼吸道感染时喉鸣会加重。

● 急性感染性喉炎：由病毒或细菌感染引起的喉部黏膜急性弥漫性炎症，以声嘶、喉鸣、犬吠样咳嗽、吸气性呼吸困难为特征。冬春季多发，多见于婴幼儿。

● 另外，急性会厌炎、急性过敏反应、气管异物、喉痉挛、会厌囊肿、白喉、气管内结核均可引起喉鸣。

家长需要掌握的知识和技能

● 患儿一旦出现喉鸣，及时送医院诊治，进一步明确喉鸣病因。

● 先天性喉喘鸣需要精心护理，多晒太阳，补充维生素 D 及钙剂，防止感冒。

● 急性感染性喉炎时，多喉鸣伴声嘶、犬吠样咳嗽等，应积极就医，避免进一步加重出现重度喉梗阻。

● 家长注意，陪同孩子进食时，避免嬉笑、打闹，以免食物误入气管造成严重后果。

几种常见喉鸣的家长自我判断

● 患儿有持续性或间断性加重的喉鸣，有母亲孕期缺钙或营养不良病史，或出生后补充维生素 D、钙剂不及时等病史，可伴有枕秃、头发稀疏、多汗等，考虑先天性喉喘鸣。

● 喉鸣突然出现，以夜间多见，伴犬吠样咳嗽、声嘶、发热等，重者患儿出现惊恐状，呼吸困难等情况，考虑急性感染性喉炎。

● 患儿有异物呛入史，后出现呛咳、喉鸣，考虑气管异物所致。

出现以下情况需要就医

● 喉鸣伴犬吠样咳嗽、声嘶、发热等症状，考虑急性感染性喉炎，为避免危及生命的重度喉梗阻，需紧急就医。

● 气道异物、白喉、喉痉挛、急性过敏亦可引起窒息，危及生命，应立即就医。

问题解答

※ 先天性喉喘鸣会自愈吗？

随着钙剂、维生素 D 的补充，多晒太阳，年龄增长后神经肌肉等功能健全，大多数先天性喉喘鸣患儿 1 岁以后可自愈。

※ 宝宝睡眠时喉咙发出滋滋声是怎么回事？

首先判断是喉部还是气管或肺部的声音，后两者多伴有咳嗽、咳痰，有这种声音可能是喘息，应及时就诊。

3. 耳部疾患

耳朵是人身上重要且敏感的部位之一，耳部疾患可引起耳鸣、耳痛、外耳分泌物、耳聋等，更甚者会影响听力。家长可由患儿自诉或仔细的体格检查做出初步判断。

耳部疾患的常见原因

儿童耳鸣、耳痛、外耳分泌物的原因
- 急慢性炎症、耳道异物、外耳道炎等，另有耳部血管瘤等亦可引起耳鸣。

耳聋原因
- 听力减退，有感染性、遗传性、外伤性及药物性耳聋。
- 急性中耳炎、外耳道炎和疖肿等炎症见于：
  ①上呼吸道感染。
  ②洗头、游泳时的污水，呕吐的胃内容物或喂药时的药液灌入耳内。
  ③自行将小珠子、豆子、花生等塞进耳内。
  ④用小棍棒、发卡等物掏耳朵时划破外耳道皮肤。

家长需要掌握的知识和技能

发现患儿耳部飞入或爬进小昆虫
- 可利用昆虫的向光性，在外耳道口放一光源照射，诱使小昆虫飞出或爬出。
- 耳内滴入食用油数滴，使昆虫窒息而死，然后用小镊子取出。

几种常见耳痛的家长自我判断
- 耳痛通过家长的细心观察、询问，

可以做出初步判断。
- 上呼吸道感染合并的耳痛，伴或不伴发热、耳部溢脓、听力下降、耳内闭塞感、耳鸣，考虑急性中耳炎。
- 耳痛，咀嚼或牵拉时疼痛加重，可伴耳鸣、外耳道分泌物流出，考虑耳部急慢性炎症。
- 耳朵局部红肿、疼痛，考虑局部疖肿。
- 耳朵内有声音，随体位改变响动，考虑耳朵内异物；如果响动随体位改变不明显，考虑是小昆虫进入。
- 婴儿不会诉说，主要表现为莫名哭闹摇头。

听力下降时的主要表现
- 幼儿听力下降，多不会诉说，可表现为言语发育延迟。
- 学龄前儿童常表现为对别人的呼唤不理睬，被误认为注意力不集中。
- 学龄期儿童表现为学习成绩下降，看电视时要求过大的音量。
- 仅有一侧耳患病，另一侧耳听力正常，可能在常规体检时发现。

🧒 出现以下情况需要就医

● 孩子出现高热不退，伴耳痛，出现哭闹不安、烦躁、摇头等症状。
● 任何原因的耳朵流脓和听力下降。

🧒 问题解答

※ 孩子年龄太小，没有办法说清楚耳部疼痛怎么办？

　　2 岁以内的孩子，尤其是小婴儿，无故哭闹、摇头、烦躁，千万别忽略，有可能是耳痛。

　　近期有无上呼吸道感染；洗头、喂药、溢奶或呕吐时是否有将水或奶等液体灌进耳朵的可能，同时观察外耳道有无异常分泌物，并轻轻牵拉耳郭，观察宝宝哭闹是否加重。如有以上情况，请及时就医。

※ 急性中耳炎家庭如何护理？

● 家庭护理时要遵医嘱应用抗感染。
● 鼓膜穿孔者，尽量洗净中耳积脓。滴耳药液滴入耳内，并按压耳屏数次，使药液经穿孔部进入中耳。

● 睡觉时应使患耳朝下，以利脓液顺利排出。
● 流脓停止后需继续用药 1 周左右，防止复发。
● 中耳炎愈后：积极防治上呼吸道感染；擤鼻子的方法要正确，不要同时捏紧两侧鼻孔擤鼻涕，防止细菌经咽鼓管逆行感染至中耳。
● 哺乳期婴儿，养成正确的喂养习惯，哺乳时要斜抱婴儿；人工喂养时橡皮管嘴的吸孔不宜过大，防止呛入中耳引起感染。

※ 孩子得了中耳炎时，要复诊吗？

　　中耳炎的治疗要规范，一定要遵医嘱及时复诊，否则可致慢性中耳炎、听力减退等。

※ 儿童神经性耳聋能治疗好吗？

　　由于损害了听神经，或听觉中枢发生病变，或脑白质发育不全，儿童神经性耳聋通过药物治好的可能性较小。但可通过手术治疗植入电子耳蜗或助听器，使听力得到一定补偿，再结合语言训练，使患儿可进行正常的语言交流，和正常的孩子一样接受教育、步入社会。

　　尽早发现、尽早治疗是神经性耳聋患儿正常融入社会活动的必要条件。

（五）消化科

儿童的消化系统疾病包括口腔、食管、胃、肠、肝、胰腺等器官发生相关症状的问题。

口腔是消化道的起端，具有吸吮、吞咽、咀嚼、消化、味觉、感觉和语言功能。新生儿及婴幼儿口腔黏膜薄嫩，血管丰富，唾液腺不够发达，口腔黏膜易受损伤和发生局部感染。3～4个月时，唾液分泌开始增加，常发生生理性流涎。

食管的长度：新生儿8～10 cm，1岁12 cm，5岁16 cm，学龄儿童20～25 cm，成人25～30 cm。食管全长，相当于从咽喉部到剑突下的距离。食管横径：婴儿0.6～0.8 cm，幼儿1 cm，学龄儿童为1.2～1.5 cm，食管内pH通常在5.0～6.8。新生儿及婴儿易发生胃食管反流。

胃容量在新生儿为30～60 ml，1～3个月时为90～150 ml，1岁时为250～300 ml，5岁时为700～850 ml，成人约为2 000 ml。胃排空时间随食物种类不同而不同，水的排空时间为1.5～2小时，母乳2～3小时，牛乳3～4小时。

儿童肠管相对比成人长，一般为身高的5～7倍（成人仅为4倍）。小肠主要功能包括运动、消化、吸收和免疫。大肠的主要功能是储存食物残渣，进一步吸收水分及形成粪便。

儿童的肝脏再生能力强，易受各种不利因素，如缺氧、感染、药物、先天代谢异常等的影响。

婴幼儿时期胰液及其消化酶的分泌易受炎热天气和各种疾病的影响而被抑制，发生消化不良。

消化系统

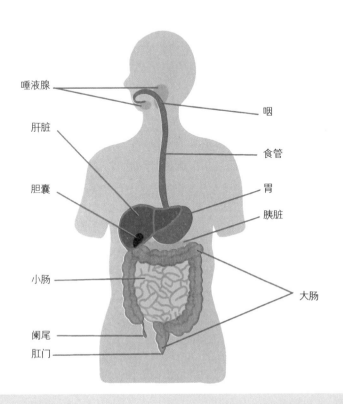

唾液腺
咽
肝脏
食管
胆囊
胃
胰脏
小肠
大肠
阑尾
肛门

1. 呕吐

　　呕吐是一种复杂的协调反射动作，通常在呕吐前先有恶心，恶心为紧迫欲吐的感觉，胃内的张力降低，十二指肠、空肠内容物反流入胃，通过腹肌、膈肌收缩，胃内容物逆流经过食管、口腔排出体外。

　　这种复杂而协调的动作是通过延髓呕吐中枢来完成的。

 ## 呕吐的原因

- 消化道器质性梗阻——食管、胃或肠内容物下行受阻，而被迫逆行以致呕吐。
- 消化道感染性疾病——由于炎症对胃、肠刺激可成反射性呕吐。
- 消化道功能异常——常发生在各种全身性感染和代谢障碍等情况时。
- 脑神经系统疾病——可引起中枢性喷射性呕吐。
- 小脑或前庭功能异常所致的呕吐——会随体位变动而发生。
- 各种中毒——包括毒物对胃肠道局部刺激及作用于中枢神经系统而致呕吐。

　　年龄及伴随症状可以区分呕吐的
病变部位
- 两周以内的新生儿：咽下羊水、胃扭转、食管闭锁或狭窄、肠闭锁或旋转不良、肛门或直肠闭锁、巨结肠、脑部损伤。
- 婴儿：幽门肥厚性狭窄、幽门痉挛、喂养不当、感染中毒、脑神经疾病、肠套叠、先天性代谢疾病、胃食管反流、食物蛋白过敏性胃肠病。
- 幼儿期、学龄前及学龄期儿童：
  ①消化系统感染。

②急腹症：阑尾炎、肠梗阻、肠套叠。
③脑神经系统疾病。
④再发性呕吐。
⑤前庭功能失调及小脑肿瘤。
⑥代谢异常：糖尿病昏迷、尿毒症。
⑦各种中毒。

 ## 家长需要掌握的知识和技能

呕吐时的体位
- 婴幼儿发生呕吐时，可取以下体位，防止呕吐物呛入气管，引起窒息或吸入性肺炎的风险。
- 剧烈的呕吐会使胃内容物滞留在鼻腔，导致鼻腔堵塞，可以用生理盐水冲洗鼻腔，保持鼻腔通畅，同时减少胃酸对鼻黏膜的刺激。

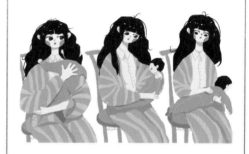

● 呕吐后用温水帮孩子漱口,清除口腔内食物及胃酸残留,减少对口腔黏膜及牙齿的损伤。

出现以下情况需要就医

● 呕吐后出现精神差、嗜睡、尿少。
● 呕吐频繁,禁食水 4 小时仍不能缓解。
● 喷射样呕吐,或伴有剧烈腹痛、意识障碍。
● 呕吐物为咖啡色或血性。
● 呕吐症状 24 ~ 48 小时内未缓解。

问题解答

※ 孩子呕吐后,可以喝水吗?

无论何种原因导致的呕吐,都会造成胃黏膜损伤,最好禁食 4 小时,待胃肠功能恢复后再饮水,避免再次诱发呕吐或呕吐加重。

※ 呕吐后的饮食应注意些什么?

呕吐以后,为了促使胃黏膜修复,饮食以清淡食物为主。

母乳或奶粉喂养的孩子,继续原来的喂养方式,可以减少每餐的奶量或延长间隔时间。

已经添加辅食的孩子,可以继续喂养米粉、面汤、面条等,减少粗纤维、动物蛋白及脂类的摄入。

※ 孩子呕吐后,眼周围的皮肤有出血,需要如何处理?

呕吐导致腹腔、胸腔压力增加,进一步使血管的压力增高,会引起毛细血管的破裂出血,一般 3 ~ 5 天,可以自行吸收,不需要做处理。

※ 为什么出现呕吐的孩子,医生会建议开塞露通便?

因呕吐就诊的孩子,医生要询问近日的排便情况。体格检查时,首先要触诊腹部有无异常的包块,尤其是左下腹。开塞露通便,解除肠道梗阻,有利于肠蠕动,可有助于缓解呕吐症状。

2. 腹泻

腹泻是一组由多病源、多因素引起的以大便次数增多和大便性状改变为特点的消化道综合征。

腹泻是我国婴幼儿最常见的疾病之一，一般多发生在出生后 6 个月到 2 岁的婴幼儿，是造成儿童营养不良、生长发育障碍的主要因素。

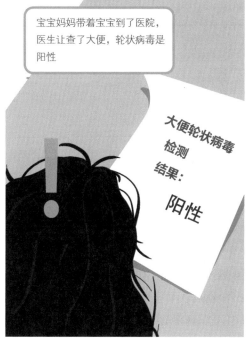

炎热，消化酶分泌减少都可导致腹泻。

婴幼儿容易患腹泻病的易感因素

- 消化系统发育尚未成熟，各种消化酶不稳定，不能适应食物质和量的较大变化。
- 生长发育快，所需要营养物质相对较多，胃肠道负担重。
- 机体及肠黏膜免疫功能不完善。
- 肠道菌群失调。
- 人工喂养患儿的免疫物质相对匮乏。

家长需要掌握的知识和技能

正确地判断是否存在脱水

- 尿量减少、口唇黏膜干燥、前囟、眼窝凹陷、皮肤弹性差、指（趾）端出现花纹及精神状态改变是判断是否脱水的依据。

口服补液盐的用法

- 一旦出现腹泻，无论是否存在脱水，只要孩子能饮水的情况下，都应该饮用口服补液盐预防脱水。

腹泻的病因

- 感染因素：病毒、细菌、真菌、寄生虫、肠道外感染、抗生素相关性腹泻。
- 非感染因素：

　①饮食因素：喂养不当、食物蛋白过敏、原发性或继发性双糖酶缺乏或活性降低。

　②其他因素：腹部受凉，肠蠕动增加；天气

- 在每次稀便后补充一定量的口服补液盐（ORS）

患儿年龄	ORS 用量 / 次
＜ 6 个月	50 ml
6 个月至 2 岁	100 ml
2 ~ 10 岁	150 ml
＞ 10 岁	能喝多少给多少，直到腹泻停止

出现以下情况需要就医

- 出现脱水情况，口服补液盐不能够纠正，并伴有精神差的状况。
- 合并剧烈的腹痛。
- 黏液、脓血便合并持续高热，口服退热药不能缓解。
- 频繁呕吐，禁食 4 小时后依然不能缓解。

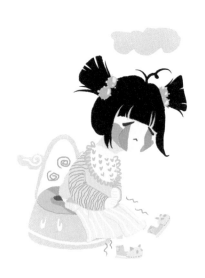

问题解答

※ 孩子腹泻期间可以吃水果吗?

腹泻期间早期恢复饮食可以促进肠道功能恢复，但进食的原则以易消化的食物为主，比如说平时孩子吃的配方乳、面汤和米汤等，需要避免高蛋白、高脂肪、生冷的食物。水果的成分大部分是果糖和纤维素，减少摄入，有利于症状缓解。

※ 秋季腹泻多久可以康复呢?

秋季腹泻属于自限性疾病，一般病程 1 周左右会自愈。

※ 秋季腹泻是传染病，家里两个孩子会互相受影响吗?

轮状病毒会通过呼吸道和消化道传播，家中有两个孩子的尽量避免相互接触，勤洗手，玩具用含氯消毒液擦拭，减少交叉感染的概率。

※ 孩子已经接种了轮状病毒疫苗，怎么还会感染呢?

轮状病毒疫苗接种后再感染时，腹泻的症状肯定会减轻，但每年流行的病毒亚群不同，疫苗不能做到全覆盖。

※ 怎么治疗秋季腹泻?

虽说秋季腹泻是自限性的，一般会自愈，但是如果早期合理使用药物，可以缩短病程，减轻症状。调整饮食，补充足够的液体及电解质，纠正或防止脱水，是治疗秋季腹泻、避免病情加重的首要措施。如果腹泻严重，需要静脉补液。

※ 为什么强调继续饮食？

　　腹泻时进食和吸收减少，而肠黏膜损伤的恢复，发热时代谢旺盛，侵袭性肠炎丢失蛋白质等因素使得营养需要量增加，限制饮食过严或禁食过久常造成营养不良，并发酸中毒，以致病情迁延不愈，影响生长发育。故应强调继续饮食，满足生理需要，补充疾病消耗，以缩短腹泻后的康复时间。

※ 继续饮食需注意什么？

● 有严重呕吐者可禁食 4 ~ 6 小时（不禁水），好转后继续喂食，由少到多，由稀到稠。

● 母乳喂养患儿继续母乳喂养。

● < 6 个月的人工喂养患儿可继续喂配方乳。

● > 6 个月的患儿可继续食用已经习惯的日常食物，如粥、面条、稀饭、蛋、鱼末、肉末。

● 鼓励患儿进食，如进食量少，可增加喂养餐次。

● 病毒性肠炎常有继发性双糖酶（主要是乳糖酶）缺乏，对疑似病例可暂时给予低（去）乳糖配方乳，时间 1 ~ 2 周，腹泻好转后转为原有喂养方式。

附：食物蛋白过敏性胃肠病

● 食物过敏是食物不良反应的一种，指一种或多种特定食物成分进入人体后使机体致敏，再次反复进入可导致机体对之产生异常免疫反应，引起生理功能紊乱和（或）组织损伤，进而引发一系列临床症状。

● 0 ~ 1 岁的孩子，过敏表现在胃肠道症状和特应性皮炎，误诊或延迟诊断，增加营养不良风险。

● 如果这种变应原没有解除，3 岁左右表现为哮喘和慢性反应性中耳炎；10 岁以后表现为鼻结膜炎、支气管哮喘、特应性皮炎。

● 所以，确诊为过敏的患儿，应早期避免变应原。

食物蛋白过敏的病因

● 90% 以上的食物过敏由牛奶、鸡蛋、花生、大豆、坚果、贝类、鱼类和小麦等八类食物引起。

● 儿童食物过敏的发病率近年来呈上升趋势。

家长需要掌握的知识和技能

掌握转奶条件

● 宝宝症状稳定无反复，且满 6 月龄，辅食添加顺利，可以考虑将氨基酸配方转为深度水解配方。

● 宝宝喂养 3 个月深度水解配方后，辅食添加顺利且症状无反复，可以尝试用适度配方喂养。

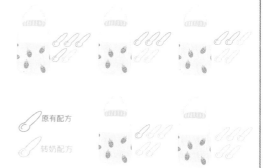

掌握转奶的方法

● 第一天，在当天的 1 顿奶中加一勺

● 第二天，在当天的 2 顿奶中各加一勺

● 第三天，在当天的 3 顿奶中各加一勺

● ……　……

● 以此类推，直到完全转为深度或适度奶粉。

从 0~12 月龄特配奶逐渐过渡到 1 岁以上特配奶

● 第一天，每一顿奶粉里添加一勺

● 第二天，每一顿奶粉里添加二勺

● 第三天，每一顿奶粉里添加三勺

● 第四天，每一顿奶粉里添加四勺

● 第五天，每一顿奶粉里添加五勺

辅食添加原则

● 6 ~ 9 月龄是辅食添加关键期，不要轻易转奶。

● 辅食遵循从稀到稠、从少到多、从细到粗、从单一到混合的原则。

● 每添加一种食物，都要观察 3 ~ 5 天，确认该食物不会让宝宝过敏，再添加第二种。

出现以下情况需要就医

● 有家族过敏疾病史孩子，无论出现哪个系统的症状，都需要完善变应原检查，指导后期的治疗，预防生长发育迟缓，阻断过敏进程。

● 已经诊断食物蛋白过敏的孩子，用氨基酸配方奶粉替代 2 周以上症状没有缓解，需要做进一步完善鉴别诊断。

问题解答

※ 食物蛋白过敏的孩子，大部分在 2 岁左右自己会好转，还需要早期干预吗？

　　0 ~ 1 岁的孩子，过敏表现在胃肠道症状和特应性皮炎，如果这种变应原没有解除，3 岁左右表现为哮喘和慢性反应性中耳炎，10 岁以后表现为鼻结膜炎、支气管哮喘、特应性皮炎。所以，确诊为过敏的患儿，应早期避免变应原。

※ 考虑到食物蛋白过敏的可能，早期应该怎么做？

　　过敏与家族的遗传有密切的关系。对高度怀疑食物蛋白过敏的患儿，首先回避奶制品，服用氨基酸奶粉 2 ~ 4 周，症状若缓解，既是诊断又是治疗。其间母亲饮食回避容易引起过敏反应的八类食物：鸡蛋、鱼类、贝类、牛奶、花生、大豆、坚果、小麦。

※ 食物蛋白过敏的孩子，还会有其他的症状吗？

　　食物蛋白过敏所致的消化道症状可表现为多种多样，包括腹痛、腹泻、腹胀、便秘、消化道出血、恶心、呕吐、拒乳、溢乳、喂养困难、肛瘘以及上述症状迁延不愈而造成的生长发育迟缓、缺铁性贫血、低蛋白血症、水肿等症状。

※ 氨基酸配方奶粉替代后，一般多长时间有好转？

　　确诊为牛奶蛋白过敏的患儿，服用氨基酸配方奶粉 3 天胃肠道症状应该有改善，服用 14 天，可解除牛奶过敏症状，包括皮肤症状。

※ 氨基酸配方奶粉的应用时间？

　　对高度怀疑食物蛋白过敏的患儿，优先选用完全水解蛋白配方奶，用 6 个月时间变应原回避，再用 4 个月深度水解蛋白配方奶建立口服耐受，喂养至 9 ~ 12 月龄。大多数患儿到了 2 ~ 3 岁就对该食物产生耐受，症状随之消失。

※ 过敏可以通过检查诊断吗？

　　诊断方法：外周血嗜酸性粒细胞升高，血清 IgE 正常或升高，胃肠道组织嗜酸细胞浸润 ≥ 20 Eos/HPF。

3. 呕血、便血

呕血、便血的常见病因

全身性疾病的局部表现

- 血液系统疾病：白血病、血友病、免疫性血小板减少症。
- 感染性疾病：同时伴有高热、中毒症状。
- 维生素 K 缺乏。
- 食物蛋白过敏性胃肠病。
- 严重代谢障碍：如尿毒症。
- 药物：如非甾体类药物。

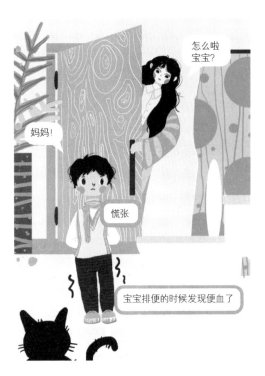

妈妈!

怎么啦宝宝?

慌张

宝宝排便的时候发现便血了

胃肠道局部病变

- 食管：门脉高压所致食管静脉曲张、食管炎、食管憩室、食管裂孔疝、食管贲门黏膜撕裂。
- 胃、十二指肠、胆道：胃、十二指肠炎或溃疡、胃肿瘤、胃黏膜脱垂、胆道出血。
- 小肠：肠套叠、肠重复畸形、麦克尔憩室、血管瘤、黑色素斑点 – 胃肠道多发性息肉综合征、炎症性肠病、小肠肿瘤、绞窄性肠梗阻。
- 结肠、直肠、肛门：溃疡性结肠炎，家族性息肉病，直肠息肉，血管瘤、痔、肛裂及脱肛等。

家长需要掌握的知识和技能

判断所见的物质是否为"血"

- 红色物质可能是吃了可染色的食物，如西瓜、番茄。黑色的大便可能是混有黑色药物，要仔细分辨。
- 判断消化道出血是否为全身性疾病的一种表现。
- 观察全身是否有出血、皮疹情况以及发热症状。
- 判断出血的量和速度。
- 大量出血，是指呕血和便血在短时间内失血量超过体循环的 20%～25%，临床上出现休克症状，需平卧位立即送医院抢救。

判断出血部位

- 食管、胃、十二指肠出血为上消化道出血——以呕吐为主要表现，也可以排出柏油样大便。
- 下消化道出血——根据出血的量和速度，大便可呈柏油状或棕褐色。

- 回肠末端和右侧结肠出血——大便多为深红色。
- 直肠或肛门出血是鲜红色——大便与血分开。

出现以下情况需要就医

- 无论是哪个部位的出血，短时间没有控制或者反复出现。
- 出血后出现多汗、面色苍白、头晕、心悸等情况。

问题解答

※ 怎么区分呕血与咯血？

呕血是先有恶心感继之发生反射性呕吐，呕吐物为鲜血，提示在食管；呕吐物为咖啡色伴食物残渣，提示在胃、十二指肠。

咯血又叫咳血，常有喉部发痒感，鲜红色有泡沫或混有痰液；多因肺部或支气管出血。

※ 幼年性息肉，一定要手术切除吗？

虽说幼年性息肉都是单发的，没有恶变的倾向，但是如果息肉持续存在，长期反复地出血会导致失血性贫血。

息肉超过 2 cm，容易引起肠梗阻，切除时肠穿孔的风险也比较大，所以一旦便血的孩子考虑与息肉相关，应该抓紧时间内镜下高频电凝术切除。

※ 消化道大出血，必须外科开刀治疗吗？

近几年来，随着消化内镜的发展，可在内镜下通过微波、钛夹、激光、电灼、硬化剂、组织胶、套扎等方式进行上下消化道的止血处理，能够做到安全无创。

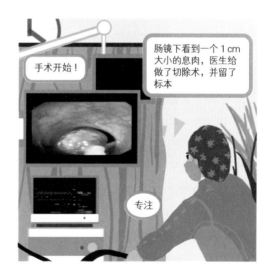

手术开始！

肠镜下看到一个 1 cm 大小的息肉，医生给做了切除术，并留了标本

专注

4.腹胀

　　腹胀系腹部膨胀，可由肠腔或腹腔内积气、积液，巨大肿物或腹肌无力引起，儿童腹胀多以气胀最为多见。

　　各年龄组均可在饱餐后出现腹胀，为一过性，应注意鉴别。

 腹胀的常见病因

- 胃肠道积气——喂养不当、哭闹吞咽气体、消化不良、胃肠道感染、便秘，相关的外科疾病；腹股沟斜疝嵌顿、先天性巨结肠、肠套叠。
- 腹腔积液——肾脏（肾炎、肾病）、心血管（心力衰竭、肠系膜动脉梗死）、肝胆及胰腺（肝炎、肝硬化、胆囊炎、胰腺炎、门脉高压）、淋巴循环障碍、腹膜疾病（急性腹膜炎）、肿瘤。
- 腹部肿物。
- 脏器肿大——肝脾肿大。
- 实性肿物——先天性发育异常、肿瘤、炎性包块。
- 囊性肿物——大网膜或肠系膜囊肿、腹膜后淋巴瘤、消化道重复畸形、肾囊肿、脐尿管囊肿、畸胎瘤。

家长需要掌握的知识和技能

判断腹胀的范围
- 全腹胀——消化功能不良或肠麻痹。
- 上腹胀——与饮食过多相关。

判断胃肠道蠕动波
- 蠕动增强表现为胃型、肠型，提示远端的消化道存在梗阻。

掌握叩诊技巧
◇ 间接叩诊法
- 将左手中指第二指节紧贴于叩诊部位，其他手指稍微抬起，不要与体表接触，右手指自然弯曲，以中指指端叩诊左手中指第二指骨的前端，叩击方向应与叩诊部位的体表垂直。

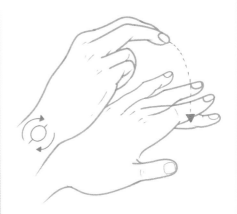

◇ 直接叩诊法
- 用右手中间的三指掌面或指端直接拍击或叩击被检查的部位，该法适

用胸、腹部病变面积广泛或胸壁较厚的患儿，如胸膜增厚、粘连或大量胸腔积液或腹水等。

◆ 叩诊的技巧

● 叩诊时应以腕关节与指掌关节的活动为主，避免肘关节及肩关节参与运动。

● 动作要灵活、短促、富有弹性，叩击后右手应立即抬起，以免影响音响的振幅与频率。

● 一个叩诊部位，每次只需连续叩击2～3下，不能连续不断，否则影响叩诊音的分辨。

● 叩击力量要均匀一致，便于判断叩诊音的变化与比较。

● 气体—鼓音，液体—浊音，实质性病变—实音。

问题解答

※ 腹胀的孩子可以做排气操吗？

　　首先家长要明确一下腹胀的原因是什么，如果只是饮食因素相关的腹胀，可以在饮食调整后，做一些排气操增加孩子的活动，促进胃肠蠕动，不要一味地只做排气操，延误病情的诊断。

※ 面对腹胀的孩子，家长能够做的最及时的处理是什么？

　　无论什么原因引起的腹胀，孩子都会出现因为腹胀导致的腹部不适，出现恶心、呕吐甚至食欲下降的情况。家长首先要问清楚孩子近日的排便情况，如果存在排便不通畅，可以用开塞露通便解除肠道梗阻，大多数孩子通过开塞露通便排出潴留的大便及气体，腹胀都会有明显好转，这是解决腹胀的最基本的方法，也是家长能够做到的简单有效的方法。

出现以下情况需要就医

● 叩诊为鼓音，且通过饮食控制或开塞露通便不能缓解的腹胀。

● 叩诊为浊音或实音的腹胀。

5. 便秘

便秘 —— 持续 2 周以上，给患儿带来痛苦的排便延迟或排便困难。

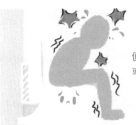

便秘——排便延迟或排便困难。

- 便秘是一种需要长期、规范治疗的疾病。
- 儿童便秘的常用实验室诊断方法有下消化道造影、肛门直肠测压、结肠测压、结肠传输试验、直肠或结肠黏膜活检。
- 便秘儿童管理路径包括：有无粪便嵌塞及其治疗、口服药物治疗、父母教育、密切随访及必要的药物调整。

便秘的患儿会存在以下情况

- 每周排便 ≤ 2 次；有大量粪便潴留史；有排便疼痛和排便费力病史；有排粗大粪便史；直肠内存在大量粪块；能控制排便后每周至少出现 1 次大便失禁。
- 便秘——持续 2 周以上。

便秘常见的原因

- 排便习惯，饮食结构，饮水量，长期卧床或锻炼少，药物，肛门、直肠部位疾病或手术，内分泌、代谢疾病，神经系统、肌肉疾病，强烈的情绪反应等。

家长需要掌握的知识和技能

- 根据布里斯托（Bristol）大便分类法可大致判断便秘的类型。

◈ 便秘患儿的全方位干预
- 便秘患儿 "合理饮食" 应侧重于膳食纤维的摄入、足量饮水、增加活动量，对痛性排便 / 惊吓恐惧进行相关心理、行为治疗。

◈ 排便习惯训练
- 在正确使用坐便器的前提下，早晨空腹口服乳

粪便形状		布里斯托大便分类	可能的便秘类型
1型		分散的硬块似坚果排出困难	慢传输型便秘多见
2型		腊肠状但成块	混合型便秘多见
3型		腊肠状但表面有裂缝	出口梗阻型便秘多见
4型		似腊肠或蛇，光滑柔软	非便秘
5型		软团，边缘清楚，易于排出	非便秘
6型		绒状物，边缘不清，糊状便	非便秘
7型		水样，无固状物	非便秘

果糖，30 ~ 60 分钟进行顺时针按摩腹部，刺激肠蠕动。如果大便不能排出，用开塞露通便，排出软的大便叫有效排便，5 天左右能达到排便习惯形成。

◆ 儿童便秘药物治疗过程分为解除粪便嵌塞及维持治疗两个阶段

● 第一阶段治疗时间约 1 周，除了口服容积性泻剂或渗透性泻剂，还可配合软化剂或润滑剂，例如开塞露、液状石蜡，刺激结肠收缩并软化粪便，以解除粪便嵌塞，减轻患儿对排便的恐惧心理。

● 第二阶段维持治疗，需注意所有的渗透性泻剂治疗过程中都不应突然停用，而是有效维持治疗后再逐渐减量，维持时间一般需 2 个月，且剂量及疗程均强调个体化。

出现以下情况需要就医

● 如果超过 3 天以上没有排便，而且出现腹痛（尤其左下腹压痛明显）、腹胀、呕吐等症状，用开塞露通便依然没有能够做到有效的排便，应该及时到医院就诊。

问题解答

※ 孩子超过 3 天不排便，一定要处理吗？

正常情况下，食物进入肠道排出的时间是

48 ~ 72 小时，如果长时间的大便不能排出，会造成肠梗阻、毒素吸收、黏膜屏障受损、肠源性感染等情况，所以及时地排便，有利于维持正常的肠道功能。

※ 开塞露会造成成瘾性吗？

开塞露只是个润滑剂，黏膜不吸收，直肠注入 10ml 的压力就能达到刺激排便的作用。儿童的排便训练时间为 5 天左右，不会造成成瘾性。

※ 排便训练在什么时候比较合适？

排便的时间每个人不一样，但是排便规律是要求必须做到的。儿童的排便训练建议在早晨进行，排便通畅后能减少孩子课间如厕的紧张感。

※ 便秘的孩子口服乳果糖有效后就可以停药了吗？

便秘的孩子通过有效的排便训练，核心是养成一个良好的排便习惯。乳果糖有效后逐渐减少至最低有效量，需要维持 2 个月，以免前功尽弃。

※ 便秘的孩子没有其他的不适症状，可以不干预吗？

大便在肠道内超过 3 天以上不能排出，会造成直肠、乙状结肠扩张，长期大便潴留会造成直肠压力感受器阈值上调，进一步加重排便困难。

6. 腹痛

　　腹痛是一种主观感觉，对疼痛的估计要考虑患儿的耐受能力和敏感性。通过仔细分析病史、结合体格检查和实验室检查结果，一般可以做出诊断。

宝宝腹痛的原因

◆ 宝宝腹痛的原因有很多，可以分为器质性和非器质性

● 器质性原因包括胃炎、肝炎、胰腺炎等，非器质性原因包括肠易激综合征等。

● 还可以分为腹腔脏器病变（如胃炎、溃疡、泌尿系结石）、腹腔外脏器或全身性疾病，如过敏性紫癜。

◆ 腹部压痛的部位及常见病

● 上腹部：见于胃炎、胃溃疡、十二指肠溃疡。

● 脐周：见于胃炎、十二指肠球炎。

● 右上腹部：见于肝炎、胆囊炎。

● 左下腹部：见于便秘。

● 右下腹部：见于阑尾炎等。

家长需要掌握的知识和技能

几种常见腹痛的家长自我判断

● 上腹部有按压痛，且疼痛不是很明显，可以询问孩子近期是否有食用冷饮、油腻食物或暴饮暴食的情况，如有则多考虑是胃炎。

● 脐周有按压痛、钝痛，可以忍受，再观察孩子是否有感冒症状，如有则考虑多为胃肠型上呼吸道感染。

● 用九分区法定位腹痛的部位。

右上腹部　上腹部　左上腹部
　　　　　中腹部
右腰部　　　　　左腰部
右下腹部　下腹部　左下腹部

腹部的分区"九分区法"

几种常见腹痛的家长自我判断

上腹部不明显按压痛

近期是否有食用冷饮、油腻食物或暴饮暴食的情况，如有则多考虑是胃炎

脐周按压痛、钝痛

观察孩子是否有感冒症状，如有则考虑多为胃肠型上呼吸道感染

左下腹压痛

是否正常排大便，再观察排便后疼痛是否有缓解，如有则腹痛多与便秘有关

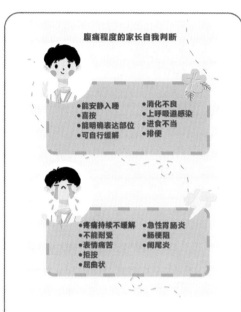

● 左下腹压痛，需了解患儿近期是否正常排大便，再观察排便后疼痛是否有缓解，如有则腹痛多与便秘有关。

● 右下腹压痛，且疼痛剧烈、拒按，伴有不同程度的发热，这就是我们常说的阑尾炎，应该立即到医院规范诊疗。

　　以上几种体征均可通过家长的细心观察，做到精准的判断。

出现以下情况需要就医

● 疼痛持续不缓解、不能耐受、表情痛苦、屈曲状、拒按，提示有急性胃肠炎，肠梗阻和阑尾炎的可能，需要及时就医。

● 右下腹剧烈的腹痛，无论是否伴有发热，均需到医院就诊，排除阑尾炎。

问题解答

※ 孩子年龄太小，没有办法说清楚腹痛的部位，怎么办？

　　如果两三岁的孩子，在吃饭前后或者是排便前后诉说肚子痛，但是孩子没有表情痛苦、不影响日常生活、家长帮着揉揉肚子很快自行缓解、能够安静地入睡，一般与饮食速度过快、过量、过凉、受凉有关系，可以在家观察。

※ 孩子剧烈的腹痛，甚至会大汗淋漓、面色苍白，家长怎么快速解决？

　　一些学龄期的孩子，由于学习紧张，会在上课期间突然腹痛剧烈，甚至出现面色苍白的情况。对此家长不要慌张，首先让孩子平躺，双腿弯曲两脚脚底并拢，轻压腹部，明确腹痛部位；如果在左下腹，考虑与大便梗阻相关，用开塞露通便观察情况。

※ 腹痛的孩子可以用止痛药吗？

　　由于使用止痛药会掩盖腹痛的症状，延误病情，所以儿童腹痛时不主张用药物镇静镇痛。

※ 孩子经常说肚子痛，也不影响吃饭，不用管可以吗？

　　如果孩子间断地反复地持续 2 个月以上的腹痛，腹部压痛的部位在上腹部或脐周，应该考虑慢性胃炎的问题，如果不正规治疗的话，会引起生长发育障碍，尤其是对腹部慢性钝痛的孩子，家长更应该给予关注，坚持长期的积极治疗。

7. 黄疸

　　黄疸是指由于血清胆红素增高，巩膜、黏膜、皮肤等处因胆红素沉着而呈现的黄染。

　　黄疸的检查必须在良好的光线下进行，变色灯光下极易漏诊。

　　当我们肉眼能看到黄疸时，说明血清胆红素 > 34.2μmol/L。

　　黄疸的程度不完全与血清胆红素水平一致，受血浆白蛋白结合胆红素的能力，血管通透性组织、脂肪及水的含量以及肤色等因素的影响。

黄疸的形成原因

● 肝前性黄疸：各种原因导致的急、慢性溶血。

● 肝细胞性黄疸：

　　①感染性：病毒、细菌、螺旋体、寄生虫。

　　②代谢异常：糖原累积症、半乳糖血症、戈谢病或尼曼匹克病、肝豆状核变性。

　　③中毒性：中毒性肝炎（重症感染、药物）。

　　④肿瘤性：肝癌、白血病、恶性淋巴瘤。

● 肝后性黄疸：胆囊炎，胆管结石、压迫，胆道闭锁，胆总管囊肿，药物损伤。

家长需要掌握的知识和技能

区别真假黄疸

● 血清胆红素增高所致的巩膜、皮肤黏膜黄疸称真性黄疸。

　　血清胆红素不增高，由其他原因所致的皮肤黏膜黄疸称假性黄疸。

　　长期大量摄取含胡萝卜素丰富的胡萝卜、番茄、南瓜、菠萝、柑橘等，手（足）掌、额部、鼻翼等处皮肤出现黄疸，或哺乳期母亲大量食用以上食物，其婴儿也可发生假性黄疸。

区别直接、间接胆红素升高

● 间接胆红素增多，常见于溶血性和家族性非溶血性黄疸，黄疸呈淡黄色，可以看到巩膜黄染。

● 直接胆红素增多，多见于阻塞性或肝炎性黄疸，黄疸呈暗黄或黄绿色，可以看到尿色黄染，尿的颜色越深，直接胆红素的值越高，有时候可看到茶叶水样的颜色。

注意伴随症状

● 黄疸伴面色苍黄——溶血性黄疸。

● 黄疸伴发热、肝大、触痛、厌食、腹泻——肝炎性黄疸。

学会应用大便比色卡

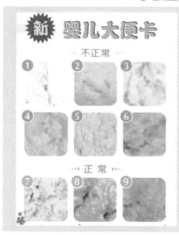

大便异常颜色包括白陶土色至浅黄色（1～6号）；正常颜色包括黄色至绿色（7～9号）。

出现以下情况需要就医

除非家长能排除因饮食因素导致的假性黄疸以外，其他的能看到任何巩膜黄染、尿色黄染的黄疸，均需到正规医院完善检查才能明确诊断。

问题解答

※ 为什么发现黄疸就必须到医院检查？

肉眼能看到的黄疸只是一个表象，只有通过化验室检查，才能够明确病因、做出诊断、进行后期的治疗。

※ 小年龄组黄疸的孩子，医生看到孩子的肝功能后，总会跟家长说可能是 XX 遗传代谢性肝病。家长很困惑："我们父母都好好的，孩子怎么会得这个遗传病呢？"

遗传代谢性肝病并不常见，发病率也不是很高，一般在万分之几到十万分之几，但是所有的遗传代谢性肝病加在一起发病率并不低，所以遇到以下几种情况，家长一定要注意：

①持续性肝功能异常，保肝治疗后效果不佳。

②黄疸不退，肝脾肿大。

③肝功能异常合并发育迟缓、贫血、低血糖、高乳酸血症、酮血症等。

④合并多系统损害。

遗传代谢性肝病的发现需要家长的观察力和警惕性，及时就诊是关键。

基因检测在遗传代谢性肝病中发挥着越来越重要的作用，所以早诊断、早干预，有利于提高遗传代谢性肝病患儿的生活质量。

（六）呼吸科

小儿呼吸系统疾病包括上下呼吸道急慢性感染性疾病、呼吸道变态反应性疾病、胸膜疾病、呼吸道异物、呼吸系统先天性畸形及肺部肿瘤等。

其中急性呼吸道感染最为常见，占儿童门诊的 60％ 以上，在住院患儿中，上呼吸道及下呼吸道感染占 60％ 以上，绝大部分为肺炎，且仍是全国 5 岁以下儿童第一位的死亡原因。

因此，儿童呼吸系统疾病需要家长积极的早期正确识别、准确判断、及时就诊、不延误病情，才能降低呼吸道感染的发病率和死亡率。

上呼吸道包括：鼻、鼻窦、鼻泪管和咽鼓管、咽部、喉。

下呼吸道包括：气管、支气管、肺。

年龄越小，呼吸频率越快。

年龄	呼吸频率
新生儿	40 ~ 44 次 / 分
1 月龄至 1 岁	30 次 / 分
1 ~ 3 岁	24 次 / 分
3 ~ 7 岁	22 次 / 分
7 ~ 14 岁	20 次 / 分
14 ~ 18 岁	16 ~ 18 次 / 分

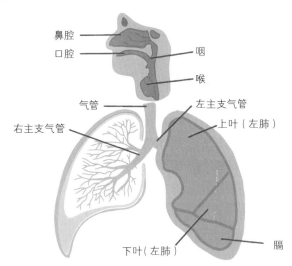

呼 吸 系 统

鼻腔
口腔
咽
喉
气管
左主支气管
右主支气管
上叶（左肺）
下叶（左肺）
膈

1. 发热

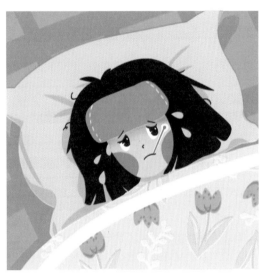
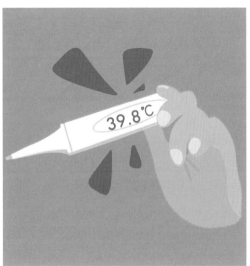

发热的原因

发热是多种疾病的早期临床表现，病因分为感染性发热和非感染性发热。

感染性发热

● 呼吸系统感染——是最多见原因，感染的病原体包括病毒、支原体、细菌及结核菌等。

● 其他系统感染——包括肠道感染、泌尿系统感染、中枢神经系统感染（脑炎、脑膜炎）等。

● 全身性感染——败血症、结核病、EB 病毒（人类疱疹病毒 4 型）感染、巨细胞病毒感染等。

● 脓肿或局限性感染——骨髓炎、阑尾脓肿、肛周脓肿等。

非感染性发热

● 风湿性疾病——幼年特发性关节炎、系统性红斑狼疮、川崎病、皮肌炎等。

● 组织破坏或坏死——白血病、淋巴瘤等。

● 产热过多或散热减少——产热过多见于甲状腺功能亢进、肾上腺皮质功能亢进；散热减少见于广泛性皮炎、大量失水、中暑等。

● 下丘脑体温调节中枢疾患——颅骨损伤、大脑发育不全、颅内肿瘤等。

● 自主神经功能紊乱——功能性低热。

● 其他——药物热、药物中毒（如水杨酸、阿托品）、输血或输液反应、高钠血症（垂体性或肾性尿崩症）、炎性肠病及免疫缺陷病等。

家长需要掌握的知识和技能

退热药物的用药指征

● 无须使用退热药物：患儿精神状态好，无明显哭闹等不适表现，即使体温比较高，也可以不用退热药。

● 需使用退热药物：目的是增加患儿的舒适感。

实际上，大部分急性发热性疾病都不需要过度使用药物退热，一般 3 ~ 5 天无须特殊治疗也会退热。若患儿无不适表现，即使体温超过了 38.5℃，也可不使用退热药；若患儿精神状态不好，舒适度不佳，即便体温未达到 38.5℃，也可以使用退热药。

退热药物选用原则

世界卫生组织（WHO）和世界各国权威机构对全球儿童推荐的退热药目前只有两种：对乙酰氨基酚和布洛芬。间隔 4 ~ 6 小时可以重复使用退热药，24 小时内服用不超过 4 次。

● 2 ~ 6 月龄的患儿推荐使用对乙酰氨基酚，对乙酰氨基酚的剂量为每千克体重 10 ~ 15mg/ 次，两次用药的间隔时间为 4 ~ 6 小时。

● 6 月龄至 3 岁的患儿，建议使用对乙酰氨基酚或布洛芬，布洛芬混悬液剂量为每千克体重 5 ~ 10mg/ 次，

两次用药的间隔时间为 6 ~ 8 小时。

出现以下情况需要就医

发生以下情况中的任一种，需密切观察并立即就医：

● 3 月龄以下的患儿，肛温达到 38.5℃或以上；或未满 1 个月的新生儿，肛温低于 36.1℃。

● 3~6 月龄的患儿，肛温 38.9℃或以上。

● 6~24 月龄的患儿，体温超过 38.9℃并持续 24 小时以上。

● 2 岁或 2 岁以上患儿，持续发热 3 天以上。

● 出现精神状态差或烦躁、易激惹，咳嗽、咳痰、喘息，腹痛、腹泻、呕吐，尿痛（婴幼儿小便时哭闹）、尿急等新发症状。

问题解答

※ 发热间隔时间短，可以用物理降温吗？

最新指南基本否定了物理降温的作用，虽然对乙酰氨基酚联合温水擦浴短时间内退热效果更好些，但会明显增加患儿的不适感，所以不推荐使用温水擦浴来退热，更不推荐用冰水或酒精擦浴方法来退热。

※ 发热间隔时间短，可以两种退热药物交替使用吗？

目前不推荐对乙酰氨基酚联合布洛芬用于儿童退热，不推荐对乙酰氨基酚与布洛芬交替

用于儿童退热（降温效果优于单一使用，但不能改善舒适度）。

※ 孩子体温这么高，是不是病得很重？

体温的高低与病情的轻重有一定的关系，但也不完全一致。比如体温只有 38.5℃的孩子无精打采，可能比体温高达 40℃还在活蹦乱跳的孩子病得更厉害。

病情的轻重，主要看孩子的生命体征是否稳定，而不能仅仅看体温的高低。婴儿由于免疫系统和体温调节功能发育不健全，不能充分发挥功能，所以往往在病情很重时也不发热，甚至还会低体温或体温不升。

※ 孩子反复发热，会"烧坏"脑子吗？

人体大脑细胞的主要成分是蛋白质，通常要在 42℃以上，而一般疾病引起的发热很少会超过此温度，所以 40℃以下的发热，不会对脑神经组织造成直接伤害，因此，不用担心发热会使孩子"变傻"。只有小孩患了脑炎、脑膜炎等疾病伴有发热时，脑实质本身受到病毒或毒素破坏，才会损伤到脑细胞。

2. 咳嗽

咳嗽是一种呼吸道常见症状，是机体的重要防御性反射，有利于清除呼吸道分泌物和有害因子，但频繁剧烈的咳嗽会对患儿的学习、生活和社会活动造成严重影响。

咳嗽的病因

咳嗽的形成和反复发病，常是许多复杂因素综合作用的结果。

吸入物

吸入物分为特异性和非特异性两种。

特异性吸入物：尘螨、花粉、真菌、动物毛屑等。

非特异性吸入物：硫酸、二氧化硫、氯氨等。

异物呛咳后也可引起咳嗽，尤其是在大哭大笑时喂食易发生呛咳，最常见的如呛奶、食用坚果类时呛咳。

感染

咳嗽的形成和发作与反复呼吸道感染有关。

病毒感染后，可直接损害呼吸道上皮，致使呼吸道反应性增高。在幼儿期，呼吸道病毒（尤其是呼吸道合胞病毒）感染后，表现咳嗽症状者也甚多。

食物

由于饮食关系而引起咳嗽发作的现象在咳嗽患儿中常可见到，尤其是婴幼儿容易对食物过敏，但随年龄的增长而逐渐减少。

引起过敏最常见的食物是鱼类、虾蟹、蛋类、牛奶等。

气候改变

当气温、温度、气压和（或）空气中离子等改变时可诱发咳嗽，故在寒冷季节或秋冬气候转变时较多发病。

精神因素

患儿情绪激动、紧张不安等，都会促使咳嗽发作，一般认为它是通过大脑皮层和迷走神经反射或过度换气所致。

运动

有70%～80%的咳嗽患儿在剧烈运动后诱发咳嗽，称运动诱发性咳嗽或运动性咳嗽。临床表现有咳嗽、胸闷、气急、喘鸣，听诊可闻及哮鸣音。有些患儿运动后虽无典型的哮喘表现，但对比运动前和运动后肺功能可发现有支气管痉挛。

药物

有些药物可引起咳嗽发作，如盐酸普萘洛尔（心得安）等药物可因阻断 β_2 肾上腺素能受体而引起咳嗽。

家长需要掌握的知识和技能

咳嗽分型

● 按照咳嗽持续时间，咳嗽分为急性咳嗽、迁延性咳嗽及慢性咳嗽。

◆ 根据有无痰液分为干性咳嗽和湿性咳嗽

● 干性咳嗽：特点是无痰或少量白痰，一般发生在呼吸道感染的早期，如咽炎、喉炎。

● 湿性咳嗽：一般是指在咳嗽的时候，伴有大量的痰液。多数情况下见于上呼吸道感染等疾病引起的咳嗽，如急性支气管炎、慢性支气管炎、支气管扩张或肺炎等疾病。另外，如果感染了病毒性感冒，在疾病的后期气管会出现大量的分泌物，也会导致湿性咳嗽的情况出现。

◆ 根据有无病因分为特异性慢性咳嗽和非特异性慢性咳嗽

● 特异性慢性咳嗽：指可归因于潜在疾病（通常是肺部来源）的慢性咳嗽。通过检查和评估，大部分咳嗽可以识别出潜在病因。

● 非特异性慢性咳嗽：是指以咳嗽为主要或唯一表现，经适当检查与评估后，仍然没有明确病因的慢性咳嗽。

注意观察咳痰情况

观察咳嗽时是否可以咳出痰，有些患儿因年龄太小还不会咳痰，如能咳出，要注意观察痰的颜色、痰量、性状，是否为脓性或血性，以及有无特殊气味，以便为患儿的病情提供更多的线索。

出现以下情况需要就医

若出现以下警示症状，应前往医院就诊，具体包括：

● 持续咳嗽 2 周以上，症状不缓解。

● 咳嗽伴随其他症状，声音嘶哑、胸痛、呼吸困难、咳脓痰、发热等。

● 咳嗽伴有不明原因体重下降，伴有咯血。

● 咳嗽声音为高调金属音（可能为气道狭窄）。

问题解答

※ 儿童慢性咳嗽最常见病因是什么？

儿童咳嗽最常见的原因是咳嗽变异性哮喘、上气道咳嗽综合征和感染后咳嗽，应重视不同年龄段儿童慢性咳嗽变异的原因。

年龄	慢性咳嗽的主要原因
< 6 岁	感染后咳嗽、咳嗽变异性哮喘和上气道咳嗽综合征
	婴幼儿警惕支气管异物吸入可能
≥ 6 岁	咳嗽变异性哮喘、上气道咳嗽综合征为主，心因性咳嗽或多病因咳嗽的比例随年龄增长逐渐增加

※ 慢性咳嗽患儿是否需要常规进行胸部影像学检查？

推荐胸部 X 线片检查作为慢性咳嗽患儿初始评估方法；胸部 X 线片不能明确病因，或当慢性湿性咳嗽患儿出现特异体征（如杵状指）或高度怀疑气管异物吸入时，建议行胸部 CT 检查。

※ 宝宝老咳嗽，咳出肺炎怎么办？

这个是很多家长的误区，认为咳嗽咳久了

会发展成肺炎；这是不对的，不是咳嗽引起肺炎，而是肺炎引起了咳嗽。

有些家长可能会说，我家孩子就是咳嗽越来越重，结果到医院检查确诊为肺炎的啊！那只能说明一个问题，孩子咳嗽的时候肺部已经有感染了。

※ 宝宝有痰咳不出来怎么办？

● 合理拍背：对于有痰的咳嗽，可以用空心手掌给宝宝叩背来帮助咳痰。

● 水蒸气止咳：潮湿的空气有助于宝宝清除肺部的黏液，平息咳嗽。

● 多饮水：多喝温热的白开水可使宝宝黏痰变得稀薄，缓解呼吸道黏膜的紧张状态，促进痰液排出。

※ 宝宝咳嗽期间，家长需要做什么？

● 保证营养及液体的供应，给予易消化及富含营养的食物。

● 室内相对湿度保持在 60%~65%，保持室内空气流通，给宝宝安静的睡眠环境。

● 对于有痰的宝宝，经常帮助其变换体位，并用空心手掌拍打宝宝背部，促进宝宝痰液的排出。

● 积极预防感冒，不要和家里已经感冒的人员接触。

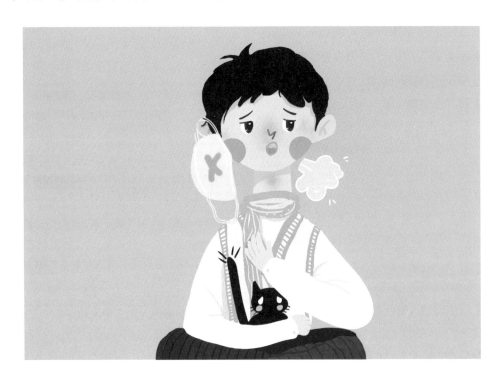

3. 喘息

喘息是一种症状，它是呼吸过程中发出的持续、粗糙的声音，是由气体通过狭窄气道形成湍流产生，可以是高音调或低音调，以呼气为主。

由于儿童早期具有呼吸系统发育不完善，气道管腔狭小，肺泡数量少，整个肺脏含血多而含气少，黏膜纤毛清除能力差、呼吸代偿能力不足等独特的生理原因，年幼儿童容易发生气道阻塞，出现喘息。

 喘息的病因

大多数婴幼儿的喘息发作与病毒感染相关。

● 常见的原因有呼吸道感染、过敏、气道反应性疾病或哮喘，其中毛细支气管炎和哮喘最为常见。

● 其次是胃食管反流、支气管肺发育不良、异物吸入等。

● 罕见的原因有闭塞性细支气管炎、先天性血管畸形、纵隔肿物、气管支气管异常、原发性纤毛运动障碍、恶性肿瘤、声带功能异常等。

 喘息的分类

可根据喘鸣分类：

● 吸气性喘鸣：血管环、气管软化、喉和 / 或器官的异常、支气管异物等。

● 呼气性喘鸣：喘息性肺炎、毛细支气管炎、哮喘、囊性纤维化、支气管肺发育不良、心血管伴 / 或不伴支气管的异常、闭塞性细支气管炎等。

 家长需要掌握的知识和技能

◇ 儿童常见的喘息有哪些疾病

● 毛细支气管炎：多发于冬季，有时呈局部流行。

毛细支气管炎的病变主要发生在肺部的细小支气管，也就是毛细支气管，通常是由普通感冒、流行性感冒等病毒感染引起的并发症，是儿童常见的一种急性下呼吸道感染。

● 先天性喉喘鸣：婴儿出生后不久出现吸气性喉鸣，可伴吸气性三凹征，即吸气时胸骨上窝、锁骨上窝、剑突下出现凹陷。随着年龄稍大，喉软骨逐渐发育，喉鸣也逐渐消失。

● 血管畸形：如血管环，出生后不久出现吸气性喉喘鸣，其特点是随着年龄的增长，喘息进行性加重，合并感染时喘息加重。

◇ 注意以下几种不是喘息

某些情况下，家长会误把以下这些现象归结为"喘息"：

- 由于患儿嗓子有痰造成的呼噜声。
- 由于患儿存在上呼吸道感染引起的鼻塞进而导致的出气声音很粗。
- 打鼾声或喉鸣音等。

出现以下情况需要就医

婴幼儿发生喘息伴以下几种症状中的一种，往往预示着病情在进展，需要立即就医：

- 呼吸急促。
- 呼吸费力。
- 面色发青：主要是由于呼吸困难、缺氧导致。
- 睡眠不安稳。
- 不愿意吃奶。

问题解答

※ 孩子一感冒就喘，会不会是哮喘？

数据表明，约 1/4 的儿童在 3 周岁之前出现过至少 1 次喘息，有近一半儿童在 6 岁前会出现喘息。

病毒感染是引起早期喘息的重要原因。婴幼儿的第 1 次喘息，往往是病毒感染后出现，以毛细支气管炎或支气管炎诱发，其中50%~70% 的患儿可发生反复喘息，进而发展成为哮喘。

若孩子出现反复喘息症状，需及时至医院评估并规范治疗。

※ 对于婴幼儿反复喘息，我们需要做哪些检查？

对于首次喘息来说，我们需要完善血常规及胸部 X 线片检查，以了解细胞分类，细胞数的增减，肺部有无炎性病变等，根据嗜酸细胞增多可考虑是否与过敏性疾病有关等。对于存在有家族过敏性疾病史的患儿，需要进行变应原及血清学 IgE 等检查。

对于反复喘息的患儿，除上述检查外，必要时要完善胸部 CT、支气管镜、喉镜、肺功能、24 小时食管内 pH 监测、心脏彩超等。

如果喘息病史很长，多为感染性疾病所致，胸部 CT 可以看到明显的支气管扩张现象，可考虑是否存在免疫缺陷或原发性纤毛不动综合征，必要时完善基因检测以明确诊断。

※ 哮喘预测指数指的是什么？

哮喘预测指数能有效地用于预测 3 岁内喘息儿童发展为持续性哮喘的危险性。

哮喘预测指数：在过去 1 年喘息 ≥ 4 次，具有 1 项主要危险因素或 2 项次要危险因素。

主要危险因素包括：

①父母有哮喘病史。

②经医生诊断为特应性皮炎。

③有吸入变应原致敏的依据。

次要危险因素包括：

①有食物变应原致敏的依据。

②外周血嗜酸性粒细胞 ≥ 4%。

③与感冒无关的喘息。

※ 喘息儿童的家庭护理包括哪些？

除了遵医嘱规范治疗外，家庭护理中家长

还要做好以下几点：

①保持家居清洁，回避变应原。

②远离患病人群，避免感冒。

③做好疾病控制管理，详细记录宝宝的病史、喘息的控制程度和用药情况。

④和医护人员建立互相信任的关系，不擅自停药，做好周期性随诊。

⑤正确使用雾化设备。

⑥按时接种疫苗。

⑦切勿选择偏方、土方、无循证依据的方式进行治疗，避免延误病情。

4. 声音嘶哑

声音嘶哑又称声嘶，是喉部（尤其是声带）病变的主要症状，多由喉部病变所致，也可因全身性疾病所引起。声嘶的程度因病变的轻重而异，轻者仅见音调变低、变粗，重者发声嘶哑甚至只能发出耳语声或失声。

声音嘶哑常见的病因

● 小儿急性喉炎：宝宝以声门区为主的喉黏膜急性炎症，多为冬春季发病，继发于急性鼻炎、咽炎，由病毒感染所致；以发热、声嘶、犬吠样咳嗽为主要症状。

● 声带小结：发生于声带游离缘的微小结节样病变，喉镜检查可见双侧声带前中 1/3 交界处对称性结节状隆起，吸气相声带闭合时有缝，男孩较女孩多见。

● 声带息肉：一种发生于声带的良性病变，常因过度、不当发声的机械作用引起血管扩张、局部水肿而导致息肉形成。临床表现为不同程度的声音嘶哑、宝宝发声易疲劳及咽喉部异物感。

● 先天性发音障碍：出生后即有声嘶，如先天性喉蹼、先天性喉下垂、先天性声带麻痹和先天性喉喘鸣等。

● 慢性喉炎：多见于学龄前儿童，主要产生原因是用声过度和用声不当以及其他呼吸道的慢性炎症。主要表现为声音嘶哑反复发生、时轻时重，不伴呼吸困难。

家长需要掌握的知识和技能

◈ 喉梗阻分类

● Ⅰ度：安静时如常，只有活动后才出现吸气性喉鸣。

● Ⅱ度：安静时也出现喉鸣和吸气性呼吸困难，但是心率没有改变，也没有呼吸急促、口周发绀等缺氧的表现。

● Ⅲ度：除了Ⅱ度喉梗阻的症状外，患儿因缺氧出现了阵发性哭闹，烦躁不安，恐惧、出汗、面部发青等症状，

同时因缺氧，心率也会明显增快。

● Ⅳ度：严重缺氧导致多脏器损害，呼吸衰竭，大脑受损、心脏受损，甚至死亡。

◈ 急性喉炎的三联征

● 犬吠样咳嗽：患儿突然出现"空空空"的咳嗽声，像是狗叫声。在国外也叫"海豹样叫声"。

● 声音嘶哑：患儿没有哭闹或大叫等破坏声带的操作，声音突然变得嘶哑，甚至失声。

● 吸气性喉鸣：患儿在吸气时，会出

现公鸡打鸣般的声音，半夜睡觉被憋醒等情况。严重时脸色青紫、烦躁不安、出冷汗、脉搏加快、呼吸困难等。

出现以下情况需要就医

任何情况下出现声音嘶哑均需要及时就诊。

问题解答

※ 喉炎是不是就是咽炎或扁桃体炎？

咽炎与扁桃体炎其实只是咽部的炎症；咽部在咽喉部靠上的位置，而喉部是从咽部接近气管更下一层的部分，喉部接连气管，所以两者的位置不同。

若是咽炎、扁桃体炎，检查时医生用手电筒照口腔，当孩子发出"啊——"的声音就可以看到咽部扁桃体的结构，但喉部是不能用肉眼直接看到，医生需要借助喉镜或气管镜进行查体。

※ 喉炎是如何引起的呢？

喉炎多由感染所致，如病毒、细菌感染；某些疾病早期累及喉部，也可以引起喉炎的症状，如麻疹、百日咳、流感等。只要喉部出现炎症，就可以引起喉炎。

※ 喉炎需要做哪些检查，如何治疗呢？

如果只是单纯的咳嗽症状，孩子支气管和肺部正常时，喉炎通过临床症状就可以做出诊断，医生依据经验判断可能的病原体，如病毒感染，大部分可以自愈。

如果喉炎症状严重，出现喘鸣，甚至呼吸困难时，表明存在喉梗阻，医生可能会建议门诊或住院后进行雾化或使用糖皮质激素以减轻喉部水肿等治疗，帮助孩子度过急性期。

（七）神经科

　　神经系统包括中枢神经系统（脊髓、脑）、周围神经系统（脑神经、脊神经、自主神经）。

　　由于儿童神经系统发育尚未成熟，加之体格检查时常不合作，因而儿童神经系统的判断有其特殊性。

　　根据儿童对各种刺激的反应，判断意识有无障碍。意识障碍分为嗜睡、意识模糊、浅昏迷和深昏迷。

● 观察其精神行为状态，注意有无烦躁不安、激惹、谵妄、迟钝、抑郁、幻觉及定向力障碍等。

● 观察儿童力所能及的粗大和精细运动，以判断各部位肌群的肌力。

● 观察婴儿手拿玩具的动作是否准确。

● 观察儿童各种运动中姿势有何异常，以及是否有不自主运动。

● 观察痛觉、触觉、温度觉、位置觉。

　　儿童神经系统的辅助检查包括脑脊液、脑电图、肌电图及脑干诱发电位、神经影像学检查。

神经系统

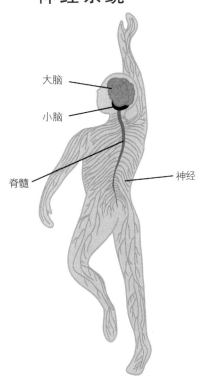

大脑

小脑

脊髓

神经

1. 抽动障碍

抽动障碍是一种起源于儿童时期，以抽动为主要表现的神经精神疾病。其临床表现多样，可伴多种共患病，部分患儿表现为难治性。

病理生理学和临床症状之间的联系机制可能由皮质－纹状体－丘脑－皮质环路去抑制，如纹状体多巴胺的过度活跃或突触后多巴胺受体的过度敏感，可导致抽动症状。

抽动障碍的发病机制

可能是遗传、免疫、心理和环境因素共同作用的结果。

抽动障碍的患儿常共患疾病

约半数患儿共患一种或多种行为障碍，称为共患病。抽动障碍的患儿常见的共患病如下：

——注意缺陷多动障碍（ADHD）

——强迫障碍（OCD）

——学习困难

——焦虑

——抑郁

——睡眠障碍

——自残或自杀行为

——品行异常

——愤怒发作或情感爆发

其中 ADHD 是最常见的共患病，其次为 OCD。

家长需要掌握的知识和技能

抽动障碍的分类和表现：

抽动分为运动性抽动和发声性抽动，根据抽动的持续时间、参与的身体部分和肌肉群运动，可再细分为简单性和复杂性。

类别	分型	临床表现
简单性	运动性抽动	眨眼 / 斜眼、皱眉、扬眉、张口、伸舌、噘嘴、歪嘴、舔嘴唇、皱鼻子、点头、仰头、摇头、转头、斜颈、耸肩、移动手指 / 脚趾、搓手、握拳、甩手、提 / 伸 / 内旋手臂、伸腿、抖腿、踏步、蹬腿、伸膝 / 屈膝、伸髋 / 屈髋、挺胸、收腹、扭腰等

类别	分型	临床表现
	发声性抽动	单音、吸气、清嗓子、咆哮、哼唱、咳嗽、尖叫、叫喊、呼噜声、吐口水、吹口哨、抽吸、乱叫、吱吱叫等
复杂性	运动性抽动	扬眉、眨眼、做鬼脸、眼球旋转、旋扭手指、摆动／拍手、挥动手臂、刺戳动作、轻弹四肢、用拳击胸、弯腰、下颌触膝、扭转躯干、上下移动、蹲下、跪姿、踢腿、靠膝、跺脚、跳、扔、打、摸、闻、摸头发、绕圈儿走、向后走等
	发声性抽动	单个单词／短语／子句／句子、重复单个单词或短语、重复句子、模仿演讲、淫秽语言等

抽动障碍的临床特点：

● 抽动表现为一种不自主无目的的快速刻板的肌肉收缩。

● 抽动通常从面部开始逐渐发展到头颈肩部肌肉，而后波及躯干及上下肢。

● 抽动可以从一种形式转变为另一种形式或者出现新的抽动形式。

● 症状时好时坏，可暂时或长期自然缓解，也可因某些诱因而加重或减轻。

● 与其他运动障碍不同，抽动是在运动功能正常的情况下发生，非持久性存在，且症状可暂时自我控制。

出现以下情况需要就医

对于影响日常生活、学校和社会活动的中重度的抽动障碍的儿童，要及时寻求专科医生的帮助。

问题解答

※ 抽动障碍的患儿常规治疗有哪些?

中重度抽动障碍的儿童，首先进行心理教育和行为疗法治疗，如果无效或者无法控制的时候，需要药物治疗；药物治疗需要儿童神经专科医师的指导，同时定期随访并监测不良反应。

※ 哪些因素可以加重或减轻抽动障碍患儿的病情?

常见的抽动加重因素：紧张、焦虑、生气、惊吓、兴奋、疲劳、感染、被人提醒等。

常见的抽动减轻因素：注意力集中、放松、情绪稳定、睡眠等。运动，特别是精细运动，如舞蹈或体育运动也可减轻抽动。

※ 有抽动症状的患儿还应注意哪些疾病?

抽动障碍的患儿应该与癫痫发作、药物引起的运动障碍、舞蹈病、肌张力障碍等疾病相鉴别,专业医生可以通过脑电图检查、神经影像学检查、心理测试和其他一些实验室检查来鉴别这些疾病。

※ 抽动障碍的患儿日常护理需要注意什么?

家长应积极引导孩子面对抽动障碍的诊断,鼓励孩子与同学和周围的人自信地互动,提升其社会适应能力,和孩子一起观察可能引起或加重抽动症状的条件和因素,并避免这些危险因素。

多与学校老师沟通,帮助他们更好地了解孩子的病情,避免患儿因意外或失控的动作而受到惩罚、嘲笑,减轻患儿学业负担,降低压力。

2. 癫痫

　　癫痫是儿童最常见的神经系统疾病，是具有持久性的产生癫痫发作的倾向为特征的慢性脑疾病。

　　癫痫发作是指脑神经元异常过度、同步化放电活动所造成的一过性临床症状或体征，其表现取决于同步化放电神经元的放电部位、强度和扩散途径。

 ## 癫痫的病因

　　癫痫的病因目前分为六类：遗传性、结构性、感染性、免疫性、代谢性和病因不明。

 ### 家长需要掌握的知识和技能

癫痫发作的分类

- 根据发作起始的临床表现和脑电图特征进行分类，主要分为局灶性发作、全面性发作和起始不明的发作。

癫痫的诱发因素

- 导致癫痫发作的常见诱因包括剥夺睡眠（睡眠不足）、饮酒等，青春期女孩月经期可能发作增加。
- 部分视觉或者听觉反应性癫痫可以因为视觉、听觉的刺激诱发发作。

常见的儿童癫痫综合征

- 伴中央颞区棘波的儿童良性癫痫：呈年龄依赖性，通常2~14岁发病，发作与睡眠关系密切，精神运动发育正常，体格检查无异常。发作期间脑电图背景正常，睡眠期异常波增多，检出阳性率高。
- 婴儿痉挛症又称 West 综合征，多在 1 岁内起病，为频繁的痉挛发作伴精神运动发育迟滞或倒退，特异性高幅失律脑电图。
- LG 综合征为频繁的、形式多样的癫痫发作，约 25% 由婴儿痉挛演变而来，抗癫痫药疗效差，多有智力落后。
- 热性惊厥附加症，指热性惊厥的年龄超过 6 岁或出现无热的全面强直阵挛发作，可能与遗传相关。

诊断癫痫需要哪些检查

- 脑电图检查：是癫痫患儿的最重要的检查，建议进行长程视频脑电图检查并配合剥夺睡眠、光刺激和过度换气，可以提高脑电图异常发现率，对于癫痫的诊断、发作的类型、综合征分型以及鉴别诊断都至关重要。
- 颅脑影像学检查：包括头颅 CT、MRI 甚至功能影像学检查，以寻找癫痫发作的病因。
- 其他检查：包括遗传代谢筛查、染

色体检查、基因分析、生化、脑脊液等主要用于病因的诊断与鉴别，需根据具体病情选择。

出现以下情况需要就医

● 反复癫痫发作没有明确诊断的患儿。

● 发作过程中出现危及生命的情况，如呼吸暂停、心跳骤停、血压不稳、颅内高压等情况。

● 发作次数明显增加或单次发作时间过长需要调整药物的患儿，如癫痫持续状态。

● 出现药物不良反应的患儿。

● 癫痫症状控制后预计减停药物需复查脑电图的患儿。

● 癫痫症状已控制，但在减药过程中再次出现癫痫发作的患儿。

问题解答

※ 对于可疑癫痫发作患儿的家长应该向就诊医师提供哪些信息？

● 家长应该注意收集：宝宝首次发病的年龄，发作时的意识状态，发作的次数、有无明显的诱因、发作与睡眠的关系、发作后的状态等。

● 还要提供出生时有无缺氧窒息、生长发育状况、既往有无头颅相关损伤病史、用药史，家族成员有无类似情况，在保证安全及条件允许的情况下进行发作录像，有利于医生判断患儿是否是癫痫发作，以及判断发作的类型。

※ 服用抗癫痫药物治疗过程中要注意哪些问题？

● 服用所有抗癫痫药物应到正规医院就诊，明确诊断方可应用，避免到虚假广告、小诊所等可能不正规的场所就诊，避免服用成分及含量不明的药物而导致不明成分药物过量造成肝肾等损害。

● 详细阅读患儿所服用药物的说明书，了解药物的作用及可能的副作用，定期到医院监测血药浓度及可能出现的不良反应。

● 应规则、不间断服药，避免漏服、大剂量误服引起血药浓度的波动。

● 抗癫痫药物应用疗程长，家长应避免过急、过早停药，造成癫痫复发或者癫痫发作持续状态。

● 监督患儿正常作息，避免因睡眠不足、饮酒、声光等强刺激诱发患儿发作。

● 随身携带病情信息，以防患儿突然发作时延误就医，危及生命。

3. 热性惊厥

热性惊厥是指一次发热过程中出现的惊厥发作,是儿童惊厥(俗称抽搐)最常见的原因,多发生于6月龄至5岁,无中枢神经系统感染证据及导致惊厥的其他原因,既往也没有非热性惊厥史。

热性惊厥的原因

引起热性惊厥的常见病因包括急性上呼吸道感染、鼻炎、中耳炎、肺炎、急性胃肠炎、出疹性疾病如幼儿急疹、尿路感染等发热的疾病,病毒感染是主要原因。

热性惊厥的确切发病机制尚不明确,主要由于宝宝脑发育未完全成熟,遗传易感性及发热等多方面因素相互作用所致。

家长需要掌握的知识和技能

惊厥发作时有哪些症状?

● 体温在惊厥发作前或发作后有升高。
● 惊厥时常表现为意识丧失、双眼上翻、眼球凝视、牙关紧闭、口吐白沫、口周发绀、双手握拳、四肢强直或合并四肢抖动,持续数分钟不等。
● 个别患儿会有大小便失禁的情况。
● 当发现孩子突然表情不对或者出现上述一种或几种情况,要注意发生惊厥的可能。

热性惊厥的分类有哪些?

热性惊厥常分为单纯性热性惊厥和复杂性热性惊厥。

什么情况下要考虑是复杂性热性惊厥?

● 发病年龄多 < 6月龄或 > 5岁。
● 发病前有神经系统异常,发作持续时间长 ≥ 15分钟或一次热程中发作 ≥ 2次。
● 发作后可有神经系统的异常表现。

出现以下情况需要在医院留观或住院治疗

● 有嗜睡等神经系统症状或异常体征者。
● 首次发作年龄 < 1岁半,尤其是已使用抗生素治疗者。
● 感染原因不明或感染较为严重者。
● 复杂性热性惊厥或惊厥持续状态患儿,后续病情变化可能较复杂,建议住院观察。
● 对于无明确家族史者建议住院观察以明确病因。

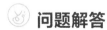 问题解答

※ 儿童发生惊厥时家长应该怎么做?

● 大多数热性惊厥的孩子发作时间短,持续时

间 1 ～ 3 分钟，不急于用止惊药物治疗，首先要做的是应保持呼吸道通畅，防止跌落或受伤。

● 不要刺激患儿，切忌掐人中、撬开牙关、按压或摇晃患儿导致其进一步受伤害。

● 抽搐期间口腔分泌物较多，可让患儿平卧头偏向一侧或侧卧位，用毛巾、纱布、纸巾及时清理口、鼻腔分泌物，避免窒息。

● 若惊厥发作持续 > 5 分钟，则需要迅速到医院寻求医生的帮助，同时监测心率、呼吸、血压、瞳孔、氧饱和度，必要时吸氧，建立静脉通路，应用止抽药物。

● 孩子惊厥发作时多数家长处于惊恐、焦虑或手足无措状态，建议家长首先选择医院就诊，请专科医师给予评判孩子病情、予以处理，避免延误病情。

※ 发热惊厥的孩子都需要住院治疗吗?

大多数热性惊厥的孩子短时间内可以缓解、一个热程发作惊厥 1 次，所以并不是所有热性惊厥的孩子都需要住院治疗。

建议：有单纯性热性惊厥病史或年龄 > 18 月龄首次单纯性热性惊厥发作的孩子，发热病因明确并且临床症状及体征平稳，无须住院治疗，但家长仍需密切观察病情变化。

※ 过热性惊厥是疫苗接种的禁忌吗?

一些疫苗接种后可能引起发热，进而导致惊厥，但这并非疫苗本身对大脑的直接作用，疫苗接种后发生热性惊厥的风险与其他发热疾病诱发的风险相似，不必因此禁忌而放弃接种疫苗，否则可能带来更大的疾病风险。

4. 重症肌无力

　　重症肌无力是一种获得性自身免疫性神经肌肉接头疾病，主要由抗乙酰胆碱受体抗体介导，表现为无力性的运动障碍，通常是早晨轻晚上重，肌无力症状在睡眠或长时间休息后得到缓解，活动后会加重。

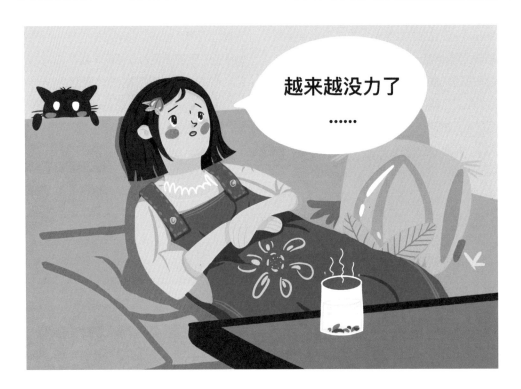

重症肌无力的病因和发病机制

● 正常神经肌肉接头由突触前膜、突触间隙和突触后膜三部分组成。

● 正常情况下突触前膜释放乙酰胆碱（ACh）至突触间隙，与突触后膜上的乙酰胆碱受体（ACh-R）结合，引起肌肉收缩。

● 而重症肌无力患儿体液中存在抗 ACh-R 抗体，使 ACh 不能与 ACh-R 结合，并且一些细胞因子及补体破坏 ACh-R，从而影响肌肉收缩，造成肌无力状态。

重症肌无力的常见临床表现

- 眼睑下垂：表现为睁眼无力，单眼睑下垂或交替性眼睑下垂。

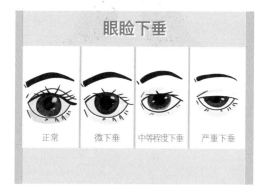

眼睑下垂

正常　微下垂　中等程度下垂　严重下垂

- 眼球运动障碍：患儿视物不清楚，出现视物成双。

  肢体近端无力、咀嚼无力、饮水呛咳、吞咽困难，面部表情淡漠，说话不清晰，转颈、抬头无力，抬臂、梳头费力，上楼等行动困难。

- 呼吸肌无力：患儿呼吸困难，出现肌无力危象。

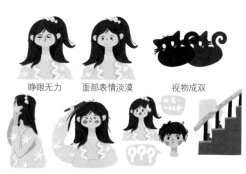

睁眼无力　面部表情淡漠　视物成双

转颈、抬头无力　抬臂、梳头费力　说话不清晰　上楼梯困难

家长需要掌握的知识和技能

- 了解诊断"重症肌无力"需要的常规检查有哪些？

  新斯的明试验、肌电图检查、血清抗 ACh-R 抗体以及胸部 CT 检查（排除胸腺瘤）。

- 临床表现中易与重症肌无力混淆的疾病有哪些？

  线粒体肌病、脑干脑炎、颅内占位、格林－巴利综合征、多发性肌炎、周期性瘫痪、先天眼睑下垂等类似症状的疾病均需通过专业医生的判断区分鉴别。

出现以下情况需要就医

- 孩子出现眼睑下垂（如睁眼无力，单侧或双侧交替眼睑下垂）或孩子表述视物不清、重影，转颈、抬头无力，或抬臂、梳头费力，吞咽困难等症状。

- 孩子出现面色苍白、腹泻、呕吐、心动过缓、瞳孔缩小、口水分泌增多，应考虑胆碱能危象，需要紧急就医。

- 已确诊"肌无力"出现憋气、呼吸困难、吞咽困难、咳嗽无力时，考虑肌无力危象，需要紧急就医。

问题解答

※ 治疗期间有哪些注意事项？

● 按时口服药物，避免劳累、受寒、精神刺激等，防止感冒和各种感染，以免加重病情、诱发肌无力危象。

● 不能起床的患儿要进行按摩，避免肌肉萎缩。

● 服用糖皮质激素期间注意避免感染、补充钙剂。

● 奎宁，氨基糖苷类、大环内酯类、喹诺酮类抗生素，普鲁卡因胺，普萘洛尔，青霉胺等药物有加重病情的作用，应咨询专业医生谨慎使用。

※ 儿童重症肌无力有哪些类型？如何区分？

儿童重症肌无力以眼肌型最多见，一侧或双侧眼睑下垂，早晨轻，起床活动后逐渐加重，下午至晚上更明显，也就是我们常说的"晨轻暮重"，也可以在反复做睁眼、闭眼动作后加重，部分患儿可以同时有斜视、复视等情况。

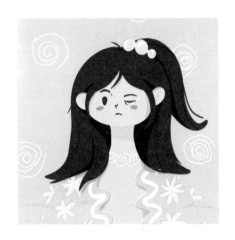

脑干型：主要表现为脑神经所支配的咽喉肌群受累。突出症状是吞咽或构音困难、声音嘶哑。

全身型：主要表现为运动后四肢肌肉疲劳无力，严重者卧床难起，呼吸肌无力时危及生命。少数患儿兼有多种类型。

新生儿重症肌无力病因特殊，新生儿暂时性重症肌无力与遗留母亲 ACh-R 抗体有关，先天重症肌无力是一组遗传性离子通道病。

5.多动症

多动症以注意力不集中、活动过度和冲动行为为特征，属于破坏性行为障碍。

多动症的病因

多动症病因和发病机制至今不明。

原因可能包括：心理社会因素、脑损伤、神经生理功能异常、神经系统解剖及病理生理异常、神经生化因素、家庭遗传因素、铅中毒。

家长需要掌握的知识和技能

多动症的表现多种多样，并常因年龄、环境和周围人的态度而不同。

◇ 过度活动

● 婴幼儿期表现为手脚不停乱动，显得格外活泼，过早地从摇篮或小车里向外爬。

● 刚开始走路时往往以跑代步，从一个房间跑到另一个房间，跑动快、对周围东西非要用手触弄不可。

● 好喧闹和捣乱，翻箱倒柜，把家里弄得乱七八糟。

● 不能专注玩同一个玩具，一个玩具玩一会儿就换，并且好破坏；学龄期上课时小动作不停，坐不住，屁股在椅子上扭动，口中嗯哼作声或喧闹，敲打桌子，干扰其他孩子学习，手总是闲不住，不是触弄周围东西，就是主动撩别人，特别喜欢爬高。

◇ 注意力集中困难

● 玩积木或做其他游戏时不专心，谈话时不望对方眼睛，显得失神。

● 上课时注意力集中困难，老师讲课时，他们的注意力很容易因外界无关刺激而分散。

● 因专心听课时间短，学习效果受影响，对老师布置的作业常听不全，以致做作业常出现遗漏、倒置或做题错误。

● 对老师的提问也因没有听清而答非所问。在家里，家长吩咐做的事，尤其是一次吩咐几件事，常丢三落四，完成不了。

◇ 好冲动

● 做事前不假思索，不考虑后果，全凭冲动做事。

● 患儿会冲上大街，不顾往来汽车，或从高处跳下，做一些正常孩子不敢做的事。

● 做家庭作业时，不是把书本忘在学校，就是记不住老师的吩咐，甚至不顾对错，匆匆了事。

● 考试时匆匆完成，抢先交卷，即使有时间也不愿意检查。

- 做游戏时，不能按游戏规则轮转，急不可耐。
- 情绪不稳，对一些不愉快的刺激会做出过分反应。
- 平时要什么非要立即满足，否则吵闹或破坏东西。
- 冲动的孩子常具有事先不经审慎思考，不顾后果，带有破坏性、伤害他人和自己的特点。

◇ 学习困难

- 有多动症的孩子智力水平大多正常或接近正常。
- 智力测验得分偏低，大多与测验时注意力不集中有关；学习成绩低下，常有波动性，如果老师和父母加强对其辅导，成绩会提高，否则成绩会下降。

出现以下情况需要就医

家长需密切观察孩子，如发现疑似多动症的表现，需及时就医。

问题解答

※ 有多动症的孩子能和正常的孩子一起学习生活吗？

多动症根据病情程度分为轻度、中度和重度。

- 轻度：一般孩子仅有细小或没有学校或社会功能的损害，可以与正常孩子一起学习生活。
- 中度：介于轻度和重度之间，一般治疗后可以与正常孩子一起学习生活。
- 重度：在学校、家庭和伙伴关系的社会功能方面有明显而广泛的损害。

※ 多动症是如何治疗的？

多动症的治疗一般包括药物治疗、行为干预及适当的饮食调整，所有的治疗需根据孩子的具体情况在医生指导下进行。

※ 多动症的孩子可以痊愈吗？

多动症儿童成长到青年时期，症状会有明显改善，其中多动症状好转最明显，其次为注意缺陷伴多动症状，情绪问题轻度好转，性格问题无好转。

6. 面瘫

　　面神经是一组混合神经，是管理面部表情肌，并由感觉纤维（舌前 2/3 味觉）和分泌纤维（唾液腺和泪腺）所组成的中间神经。

　　位于眼部下方的脑桥面神经核发出面神经至面肌的周围神经通路很长，经过数个神经中转站，十分精细，其长度可达数十米，漫长的神经通道中有任何部位受损，都能引起面瘫。

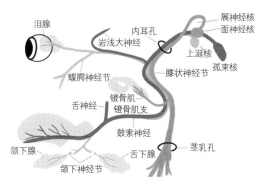

　　面瘫亦称为面神经麻痹，俗称歪嘴巴、吊线风，是指急性起病，非对称性面神经病变引起的病变侧面肌完全或不完全麻痹和闭目不严症状，可分为周围性面瘫与中枢性面瘫。

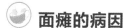
面瘫的病因

　　引起面瘫的病因有多种，外伤、颅内肿瘤、脑血管病、病毒感染、中耳炎、自身免疫反应、中毒、代谢病（糖尿病等）等都是常见的诱因；它是一种常见病、多发病，不受年龄限制，在儿童中也是常见的。

家长需要掌握的知识和技能

◇ 面瘫的常见临床表现

● 急性起病，患儿无发热表现。

● 任何年龄均可发病，婴儿少见。

● 多为单侧受累，双侧受累少见。

● 可表现为额纹消失，眼睑闭合不全，多有流泪现象，鼻唇沟变浅或消失，口角下垂，口角偏向正常一侧，Bell征（闭眼时眼球向上外方转动，显露白色巩膜），鼓腮和吹口哨时，因受累一侧的口唇不能完全闭合而漏气。

● 部分患儿舌前 2/3 味觉丧失、对声音刺激容忍度降低，变得异常敏感（听觉过敏）。

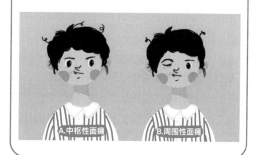

A.中枢性面瘫　　B.周围性面瘫

◇ 周围性面瘫与中枢性面瘫的区别

项目	周围性面瘫	中枢性面瘫
病变位置	面神经核及以下，又称核下瘫	面神经核以上，又称核上瘫
主要表现	同侧表情肌瘫痪： 前额皱纹消失、眼裂扩大、鼻唇沟变浅、口角下垂； 患侧不能做皱眉、蹙额、闭目、鼓气和噘嘴等动作	病灶对侧眼裂以下面瘫： 颜面部上部的肌肉正常，闭眼、皱眉、蹙额均正常； 患侧鼻唇沟变浅，口角下垂
可伴随症状	因面神经受累程度不同而出现不同的症状，常见的有： ①舌前 2/3 味觉障碍 ②听觉过敏 ③唾液和泪腺分泌障碍 ④患侧乳突部疼痛 ⑤耳郭和外耳道感觉减退 ⑥外耳道或鼓膜疱疹等	常伴该侧中枢性舌瘫和肢体偏瘫

出现以下情况需要就医

● 日常关注发现孩子面部出现一侧或双侧额纹消失，眼睑闭合不全，鼻唇沟变浅或消失，口角下垂， Bell 征、舌前 2/3 味觉障碍、听觉过敏、唾液和泪腺分泌障碍，乳突部疼痛、耳郭和外耳道感觉减退、外耳道或鼓膜疱疹等任一情况时应及时到正规医院就诊。

● 就诊科室包括：儿科神经、中医儿科、儿童神经康复以及针灸科。

问题解答

※ 临床上面瘫需要与哪些疾病相鉴别？

根据面瘫起病的方式及临床特点诊断并不困难，但需要专业医师将其与能引起面神经麻痹的其他疾病相鉴别，如带状疱疹膝状神经节综合征、莱姆病、腮腺炎与中耳炎并发面神经麻痹、颅后窝病变、先天性面神经麻痹等。

※ 孩子得了面瘫，该怎样治疗？

一旦发现孩子有面瘫的症状，应立即就医，遵照医生指导，立即采取改善局部血液循环，促进局部水肿、炎症消退的处理，以增强面神经功能的恢复。

常用治疗方法有按摩、理疗、针灸及药物治疗。

※ 孩子得了面瘫，家庭护理时应该注意什么？

● 急性期减少户外活动，保持眼部清洁；可用眼罩盖住患眼或涂抹眼药膏，预防结膜及角膜感染；尽量减少用眼。

● 有味觉障碍的患儿应注意食物的冷热度；避免坚硬的食物；尽量将食物放在健侧舌后方，细嚼慢咽；注意饭后及时漱口，保持口腔清洁。

● 可对患侧进行热敷，以促进局部血液循环。

● 面肌开始恢复时，需做面肌的肌力训练，以训练表情肌为主，练习睁眼、皱眉、吸吮、翘嘴唇、开口笑、提嘴角、吹口哨、噘嘴唇、拉下颌等动作直至康复。

※ 孩子得了面瘫预后效果如何？

该病的预后取决于病情的严重程度及处理是否及时正确，约 75% 患儿在病后 2~3 个月内完全恢复；病程超过 6 个月尚未恢复者，日后难以恢复正常；约 25% 的患儿预后较差。

7. 脑瘫

脑瘫,即脑性瘫痪,是一组因多种病因导致婴幼儿大脑非进行性损伤,进而引起患儿持续存在运动功能障碍及姿势异常的疾病,可伴有语言障碍、智力低下、癫痫发作、认知及行为异常等多种表现。

脑瘫的病因

脑瘫与婴儿出生前至出生后1个月内多种危险因素有关,主要包括出生前及出生时脑缺氧、脑出血、产伤、早产、脑发育异常、胆红素脑病、颅内感染、母孕期毒物接触、先天性病毒感染等。

家长需要掌握的知识和技能

◇ 婴儿正常运动发育规律

月龄	正常的运动发育表现
2~3月龄	直立及俯卧位时能抬头
4月龄	俯卧位时能两手支撑抬起胸部
5月龄	伸手取物
6月龄	能双手撑住独坐
7月龄	有意识地从仰卧位翻身至俯卧位,然后再翻至仰卧位,会将玩具从一只手换入另一只手
8月龄	可坐稳
8~9月龄	能双上肢向前爬
10~11月龄	能独站片刻,拇指及食指能对指拿东西
12月龄	能独走,弯腰捡拾东西
15月龄	能走稳

◇ 脑瘫的早期表现

● 过度激惹,易哭闹,入睡难、容易醒。

● 肢体活动少,动作僵硬或身体过软。

● 吸吮差,喂养困难。

● 运动发育明显落后于同龄儿童。

◇ 评估脑瘫的主要内容

● 肌张力、运动能力、主动运动情况、姿势等。

● 有无癫痫,智力低下,语言及视力、听力异常,行为异常等。

● 体格发育情况。

出现以下情况需要就医

宝宝在成长过程中,出现了以下异常的运动发育表现,必须及时到专科医生门诊。

月龄	异常的运动发育表现
1月龄	对很大的声音无反应、不会吸吮、四肢松软
2月龄	听到声音无反应,不注视人脸,没有表情,俯卧位时不能抬头
3月龄	逗引无反应、不会笑,不会咿呀发声
4月龄	不会转头面向声源,不会握持玩具
5月龄	不会自发微笑,不能辨别人声
6月龄	不会主动抓物品,对周围没有反应,不会发"ba、da、哦、啊"音,不会翻身、笑,身体过硬或过软

月龄	异常的运动发育表现
7~8 月龄	不会伸手拿东西，不认生
9~10 月龄	不能坐，对自己的名字无反应，不认识家人，不看别人指的地方，不会换手拿玩具
11~12 月龄	对任何东西没有想去抓取的兴趣，不能独站，不会喊"爸爸、妈妈"等简单词语，不会挥手再见等简单手势
18 月龄	不会走路，不能认识和指出身体各部分，照顾者离开时无反应

问题解答

※ 诊断脑瘫需要做哪些检查?

儿童神经心理发育评估：指对儿童在感知、运动、语言和心理等过程中各种能力的评估，评估需要专业人员根据实际情况进行。

颅脑影像学检查：包括头颅 CT、MRI 甚至功能影像学检查，以发现是否有脑损伤及其性质、脑发育畸形、颅脑感染等。

其他检查：包括遗传代谢筛查、染色体检查、基因分析、脑脊液化验等主要用于病因的诊断与鉴别，需根据具体病情选择。

※ 可疑脑瘫患儿的家长应该向就诊医师提供哪些信息?

母亲孕期有无感染、用药、接触毒物等，婴儿有无宫内发育迟缓、有无产伤、出生缺氧窒息、早产，有无出生后高胆红素血症、颅内感染等。

还要提供婴儿的生长发育状况、喂养情况，有无抽搐、行为异常、听力及视力异常，以及家族成员有无类似情况等。

※ 脑瘫患儿治疗过程中要注意哪些问题?

● 早期发现、早期治疗，越早治疗越容易取得更好的疗效。

● 选择专业的医疗机构，切忌病急乱投医。

● 康复治疗周期长，需要长期坚持，同时注重医院和家庭训练相结合，做到持之以恒。

● 选择综合的治疗手段，除针对运动障碍外，还要尽早控制癫痫发作，对语言障碍、听力障碍等也要同时治疗。

8. 头痛

头痛在生活中比较常见，病因较多，多数无特异性，多不会对身体健康造成很大的影响，例如感冒、发热、睡眠不足、生气、紧张等均可引起头痛，但反复或持续的头痛，可能是某些严重疾病或特殊疾病的表现，需要引起重视。

 ## 头痛的原因

宝宝头痛的原因可以分为颅内疾病、颅外疾病、全身性疾病和精神因素。

分类	病因
颅内疾病	颅内感染、脑血管病变、颅内占位、脑外伤等
颅外疾病	颅骨病变、颈椎病、三叉神经痛、眼耳口鼻疾病等
全身性疾病	感冒、肺炎等发热性疾病，高血压、心脏病、药物中毒、贫血、中暑等
精神因素	焦虑、抑郁、癔症、神经衰弱等

 ### 家长需要掌握的知识和技能

◇ 婴幼儿头痛的常见表现
- 婴幼儿不会主动诉说头痛，但父母可以仔细观察孩子是否有皱眉、揪头发、用手拍头、撞头、摇头等表现。

◇ 几种常见头痛的家长自我判断
- 孩子受凉后出现流鼻涕、咳嗽、鼻塞甚至发热等上呼吸道感染时会伴随头痛，一般都能很快恢复。
- 其他一些感染性疾病，如肺炎出现发热时也会伴随头痛，但这类头痛一般比较轻。

- 孩子患有急性鼻窦炎、鼻炎、中耳炎、牙周炎等疾病时，常伴有头痛症状，当疾病逐渐恢复时，头痛也会很快缓解。
- 有些孩子夜间睡眠时经常打鼾或张口呼吸，这是呼吸道梗阻的表现，长期如此，会引起头痛，提示扁桃体或腺样体肥大。
- 一些较为严重的疾病也会出现头痛，如血压突然升高，此时头痛较为剧烈、难以忍受，同时会出现呕吐，甚至昏迷表现；如果伴随尿量减少、眼睑及下肢水肿，可能为肾炎的表现；如出现发热、喷射性呕吐，甚至神志不清、昏迷，可能是颅内感染所致。

出现以下情况需要就医

- 剧烈的疼痛，持续不缓解、不能耐受。
- 头痛伴随发热、喷射性呕吐、精神差，甚至意识障碍。
- 头痛伴随抽搐症状。
- 慢性进行性头痛并伴有呕吐症状时。
- 头部外伤后头痛剧烈，并伴随恶心、呕吐，甚至意识不清时。

● 头痛伴随眼球运动受限等表现时。

● 婴儿剧烈哭闹、尖叫、前囟隆起，甚至昏迷时。

● 头痛伴有视力障碍时。

● 头痛伴有感觉异常或肢体活动障碍时。

● 头痛伴血尿、眼睑及下肢水肿时。

问题解答

※ 头痛需要做哪些检查？

● 头颅 CT 或 MRI 检查，用于怀疑颅内感染、肿瘤、脑积水、颅内高压、脑外伤等疾病。

● 脑血流图或经颅多普勒超声检查，用于排除偏头痛等。

● 腰椎穿刺，用于怀疑颅内感染或蛛网膜下腔出血等疾病。

● 鼻窦片用于怀疑鼻窦炎，鼻咽侧位片或喉镜检查用于诊断腺样体肥大。

● 脑电图检查，用于怀疑头痛性癫痫、脑炎等疾病。

（八）内分泌科

内分泌系统是人体重要的调节系统之一，它与神经系统、免疫系统相互调节并共同作用，维持人体生理功能的完整和稳定。

人体内分泌器官主要包括垂体、甲状腺、甲状旁腺、肾上腺、胰腺、性腺（卵巢、睾丸）。

垂体位于蝶鞍的垂体窝内，通过垂体柄与下丘脑连接，是人体最重要的内分泌腺，可分泌多种激素并调控其他多种内分泌腺，在神经系统与内分泌腺的相互作用中具有重要地位。

甲状腺位于颈部气管前下方，分左右两叶、峡部、腺体后有甲状旁腺及喉返神经。

甲状旁腺共有四个，位于甲状腺两叶的上下极。甲状旁腺分泌的甲状旁腺素和甲状腺滤泡旁细胞分泌的降钙素在钙磷平衡、骨骼代谢等方面起重要作用。

胰岛为胰腺的内分泌部，胰岛分泌入血的激素仅有胰岛素和胰高血糖素，二者在血糖的调节中起重要作用。

性腺中睾丸的主要作用是产生精子、分泌雄激素，卵巢主要产生卵子、分泌雌激素和孕激素。

人体重要的神经内分泌轴主要有：下丘脑 – 垂体 – 生长轴、下丘脑 – 垂体 – 甲状腺轴、下丘脑 – 垂体 – 肾上腺轴、下丘脑 – 垂体 – 性腺轴。

1. 糖尿病

儿童糖尿病一般是指 15 周岁以下儿童所发生的糖尿病，也有认为 20 周岁以下发生的糖尿病都称儿童糖尿病。其根源在于胰岛素分泌绝对或相对不足，进而引起糖、脂肪、蛋白质、水、电解质等代谢紊乱。

目前世界卫生组织（WHO）将糖尿病分为 6 个亚型，和儿童密切有关的主要为 1 型糖尿病（T1DM）、2 型糖尿病（T2DM）、混合型糖尿病（如酮症倾向性 T2DM）和特殊类型糖尿病（如新生儿糖尿病、类固醇糖尿病、单基因糖尿病等）。其中，临床上多见的仍为 1 型和 2 型糖尿病。

常见儿童糖尿病的病因和易感因素

- 1 型糖尿病：属自身免疫疾病，它的发生与遗传、环境和免疫等诸多因素有关，但其具体发病机制不是十分清楚，主要因免疫细胞攻击胰岛 B 细胞，导致胰岛 B 细胞破坏、胰岛素分泌绝对缺乏，所以必须使用胰岛素治疗。
- 2 型糖尿病：多与遗传和肥胖等因素相关，主要因胰岛素受体和葡萄糖转运体之间信号传递出现问题，而胰腺本身是没有问题。以胰岛素抵抗为主，伴胰岛 B 细胞分泌胰岛素相对不足或缺乏。

儿童糖尿病的常见症状

- 儿童糖尿病可发生于各个年龄段，其中以学龄前期（4 ~ 7 岁）和青春发育期（10 ~ 13 岁）多见，无性别差异。儿童糖尿病容易被忽视，不易被早期发现，多数患儿因糖尿病酮症酸中毒（表现为呕吐、脱水，甚至昏迷、抽搐等）急诊就诊才被发现，典型症状是多饮、多尿、多食反而消瘦，即"三多一少"的症状。
- 除了典型的"三多一少"以外，患儿还可能会有以下表现：

    ①乏力，易打瞌睡或突然喜欢待在家里。

    ②伤口愈合缓慢，且易反复感染。

    ③皮肤和 / 或阴部瘙痒或反复发生泌尿系统感染，常伴有腹痛和呕吐。

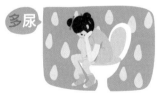

小便量增多，且夜尿频繁

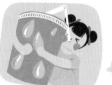

经常感觉口渴，要大量喝水

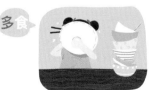

容易感觉饥饿，食量增大

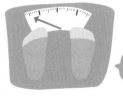

体重下降，日渐消瘦

④婴幼儿期发病的患儿因吃奶和垫尿不湿，多饮、多尿症状不典型常不易被觉察，少数患儿以尿床为首发症状而就诊。

⑤部分 2 型糖尿病患儿"三多一少"症状不典型，以肥胖、黑棘皮症、脂肪肝伴肝功能异常、高血压、血脂异常、眼底病变等慢性并发症就诊。

家长需要掌握的知识和技能

儿童糖尿病的诊断标准

儿童糖尿病具体诊断标准如下：

● 空腹血糖 ≥ 7.0 mmol/L。

● 随机血糖 ≥ 11.1 mmol/L。

● 葡萄糖负荷后 2 小时血糖 ≥ 11.1 mmol/L。

若无糖尿病症状者，需改日重复检查。凡符合上述任何一条即可诊断为糖尿病。

儿童糖尿病的危害

● 糖尿病患儿血糖控制不佳时可能产生各种并发症，轻则影响患儿的生长发育，如矮小、发育异常，重则致伤致残甚至危及生命。

● 急性并发症中，糖尿病酮症酸中毒最常见。患儿常由于随意停药等原因导致胰岛素缺乏，进而造成体内糖、蛋白质、脂肪不能完全分解转化成能量，而是以中间代谢产物酮体的形式在体内堆积，最终引起酮症酸中毒。

● 据报道，酮症酸中毒导致 20% 的糖尿病患儿死亡。

● 血糖长期控制不佳容易引起视网膜、肾脏、周围神经、周围血管、大血管病变等各种慢性并发症。据统计，糖尿病肾病发生率为 25% ~ 40%，神经病变发生率为 66%，75% 以上的糖尿病患病 15 年后出现视网膜病变，其中 20% ~ 55% 的糖尿病患者最终会失明。

儿童糖尿病如何控制

● 儿童糖尿病是一种终生性疾病，需长期坚持治疗控制血糖，即使病情控制理想，也要坚持饮食调节，并定期到医院复查。

● 饮食、运动、药物、心理及教育和血糖监测是治疗儿童糖尿病的五项原则。

①饮食治疗是糖尿病的基础。糖尿病要求必须合理控制饮食，否则会使病情恶化、诱发并发症，但儿童处于生长发育阶段，必须有充足的营养供给，保证饮食多样化，每餐应包括

主食、荤菜、蔬菜等，适当添加牛奶、鸡蛋、鱼虾、瘦肉及豆制品等。

②运动在儿童糖尿病的治疗中占有重要的地位。运动有利于减轻体重，增加胰岛素的敏感性、血糖的控制和促进生长发育。运动方式和运动量应个体化，循序渐进，强度适当，量力而行，注意安全，同时应防止运动后低血糖。

③1 型糖尿病患儿需终生进行胰岛素治疗，2 型糖尿病患儿要做到"早发现、早诊断、早治疗"，尤其是对高危人群（肥胖、糖尿病家族史、血脂异常和高血压、多囊卵巢综合征等）进行筛查和预防。

定期进行身高、体重、血压、血脂、血糖的检查，以求早发现、早治疗。

④一旦确诊，孩子和家长就需要接受系统的糖尿病自我管理培训，同时糖尿病患儿的心理支持应贯穿诊治的整个过程，消除孩子及家长的焦虑、恐惧和紧张等情绪，使孩子树立战胜疾病的信心。

⑤血糖监测是控制血糖、防止或延缓糖尿病严重并发症发生和发展的关键。

总之，儿童糖尿病的治疗是一项长期、复杂、系统的工作，必须在经过专门培训的医生、护士及家长的相互配合协作下才能得到良好控制，使患儿在治疗中健康快乐成长。

因此，重点提醒：儿童糖尿病的分型诊断、临床治疗和管理指导均应该在专业的儿童内分泌专科进行。

儿童糖尿病的治疗目标

● 儿童 1 型糖尿病的治疗目标是降低血糖，消除糖尿病症状，预防和延缓各种急慢性并发症的发生，提高生活质量，使糖尿病患儿能与正常儿童一样生活和健康成长。

● 儿童 2 型糖尿病治疗目标是使血糖水平和糖化血红蛋白（HbA1c）降低至正常范围，主要强调膳食营养和体力活动相关的生活方式改变。

儿童糖尿病的血糖控制标准

● 不同年龄组的血糖控制目标：

年龄	HbA1c（%）	空腹 / 餐前血糖（mmol/L）	睡前 / 夜间血糖（mmol/L）	餐后血糖（mmol/L）
幼儿 < 6 岁	7.5 ~ 8.5	5.5 ~ 10	6.7 ~ 11.1	5 ~ 10.0
学龄儿童 6 ~ 12 岁	< 8	5.0 ~ 10	6.7 ~ 10	5 ~ 10.0
青少年 13 ~ 19 岁	< 7.5	5.0 ~ 7.2	5.0 ~ 8.3	5 ~ 10.0

注：在不增加低血糖发生的前提下，尽可能做到血糖达标。

🧒 出现以下情况需要就医

● 有口渴、多饮、多尿、多食、消瘦、遗尿症状的孩子。

● 已确诊糖尿病的患儿，出现不明原因的恶心、呕吐，进食减少，深大呼吸有烂苹果味，精神卷怠，甚至昏睡、昏迷等，应立即就医。

🧒 问题解答

※ 如何进行血糖监测？

● 糖尿病患儿应根据治疗方案灵活进行自我血糖监测，进而避免高血糖或低血糖发生。

● 建议每天至少进行 4 次或 4 次以上指尖血糖监测（三餐前、睡前、餐后 2 小时，必要时凌晨夜间加测一次），如果条件限制，每周 2 ~ 3 天，每天 3 ~ 4 次血糖监测也比每周 7 天，每天监测 1 次血糖可以提供更多的血糖控制信息。

● 生病、剧烈运动前后或有急性感染等情况时加测血糖。

● 没有症状 ≠ 控制良好 ≠ 不用监测。

※ 怎么知道自己低血糖？

● 看血糖值：血糖值 3.0~3.9 mmol/L 为轻中度低血糖；血糖值 < 3.0 mmol/L 为严重低血糖。

● 低血糖症状：心跳加快、饥饿、发抖、出虚汗、头晕犯困、焦虑不安、四肢无力、抽搐、视觉模糊、头疼。

※ 发生低血糖怎么办？

● 吃 15 ~ 20 g 碳水化合物类食物（如 3~4 块水果硬糖、半杯果汁、一汤勺蜂蜜等吸收快作用快的食物），血糖值 < 2.8 mmol/L 时适量再增加 15~20 g 食物。

● 15 分钟后测量指尖血糖，若症状未改善重复上述步骤，若仍未改善或出现神志不清、突发昏迷者应立即送医院就诊。

● 血糖恢复后，在接下来的 30~60 分钟内密切关注血糖的变化，以进一步了解血糖是否稳定。

● 血糖恢复后，回顾发生低血糖原因，避免再次发生。

※ 怎么知道自己高血糖？

看血糖值：血糖值 > 13.9 mmol/L。

※ 发生高血糖怎么办？

● 检测血酮，若是阴性，根据自己的经验、目前情况（餐后、睡前、运动等）等，调整药物剂量，1 小时后再次复测血糖；若血酮阳性，多饮水，及时补充胰岛素纠正高血糖，每 1 小时检测血糖，严重时需到医院就诊处理。

● 当血糖恢复稳定 30 ~ 60 分钟，密切留意血糖变化。

● 血糖恢复后，回顾发生高血糖原因，避免再次发生。

2. 性早熟

性早熟是指儿童的性征提前出现的一类发育异常性疾病，即女童在 8 岁之前，男童在 9 岁之前就呈现出与年龄不符的第二性征发育。女孩较男孩多见，男女之比约为 1 : 4。

性早熟的分类及病因

根据下丘脑－垂体－性腺功能是否提前启动，将性早熟分为真性性早熟和假性性早熟。

● 真性性早熟：分为特发性和继发性，女孩 80%~90% 为前者，即在目前条件下无法明确病因；男孩多为后者，主要因颅内肿瘤，如下丘脑错构瘤、下丘脑生殖细胞瘤等所致。

● 假性性早熟：与日常生活关系密切，如误服避孕药、使用母亲的丰乳霜等含激素的化妆品、经常使用含双酚 A 的塑料餐具等，此外，一些疾病如多发性骨纤维发育不良伴性早熟综合征（McCune-Albright 综合征）、卵巢肿瘤、肾上腺皮质肿瘤、睾丸肿瘤等也可引起假性性早熟。

	真性性早熟	假性性早熟	其他
	1. 特发性 - 女性 80%~90%	1. 性腺肿瘤（卵巢或睾丸肿瘤等）	1. 单纯性乳房发育
继发性	2. 中枢神经系统病变（下丘脑错构瘤、蛛网膜囊肿、颅内肿瘤、脑炎、结核性脑膜炎、脑外伤）	2. 肾上腺疾患（肾上腺皮质增生症、肾上腺肿瘤）	2. 单纯早初潮
	3. 原发性甲状腺功能减退症	3. 异位产生促性腺激素的肿瘤	3. 单纯阴毛早现（肾上腺）
	4. 外周性转化	4. 摄入外源性激素	
		5. 家族性男性限性性早熟	
		6. McCune - Albright 综合征	

男性患儿约
80%以上为
器质性因素

性早熟的危害

● 对成年终身高的影响：因性激素分泌水平提高而易引起患儿骨骼成熟加速，从而导致长骨骨骺提前闭合，表现为发育早期的身高明显高于正常儿童，但成年后却出现生理上的身材矮小现象。

● 对心理健康的影响：过早出现性征与生殖器官不同于同龄儿童的变化，会使心智发育尚不成熟的儿童产生诸如焦躁不安等许多情绪问题，可能使儿童出现学习困难、暴力倾向和过于内向自卑等不良行为。

● 疾病本身的影响：性早熟本身是一种内分泌疾病，有些器质性性早熟是由于体内出现肿瘤引起，比如下丘脑、垂体、肾上腺、卵巢、睾丸等部位的肿瘤，随着病程的进展，就会出现相应的其他症状。

家长需要掌握的知识和技能

及早发现孩子性早熟征象

● 女孩：乳房增大、阴毛出现是常见的青春期第一征象。

● 男孩：睾丸变大可能是最早的征象，但不易观察，而胡须和变声可能是较易观察到的变化。

● 男孩、女孩共同特点：骨龄提前，身高、体重迅速增长。

温馨提示

早期发现孩子性早熟体征非常关键，虽然部位隐秘不易察觉，但作为家长还是需要定期观察孩子的身体，尤其是在孩子身高增长过快时，家长在高兴之余一定要留意孩子是否有身体上的其他变化。

怀疑性早熟后要完善的检查

● 体格检查：根据患儿乳房、外阴或外生殖器的大小、形态等评估患儿的性发育程度的分期。

● 血液性激素检查：随机性激素六项水平判断大致的情况，必要时需进一步行性激素激发试验检查，以明确诊断。

● 性腺 B 超：包括乳房、子宫及其附件（女孩）/ 睾丸及附睾（男孩）、肾上腺，了解是否存在乳腺发育，测定子宫、卵巢 / 睾丸的容积以及子宫内膜的厚度，目的是了解性发育的程度，同时排除肿瘤。

● 影像学：通过左手正位片判断骨龄大小，必要时查头颅垂体 MRI，排除颅内肿瘤。

 ## 出现以下情况需要就医

● 发现孩子出现性早熟的相关征象，应及时到正规医院的儿童内分泌门诊就诊，配合医生进行检查，根据医生的诊断进行相应的观察或治疗并定期复查。

● 早期发现并干预可显著改善患儿预后。

问题解答

※ 明确孩子性早熟后怎么治疗？

性早熟的治疗需因人而异，如特发性真性性早熟可考虑首选促性腺激素释放激素类似物（GnRHa）治疗，但需要掌握应用指征，且治疗中应监测、判断、掌握生长成熟的平衡；而继发性真性性早熟则强调同时进行病因治疗，如鞍区肿瘤（包括先天性的颅咽管瘤、脑膜瘤、视神经胶质瘤、垂体瘤和神经鞘瘤等）的手术治疗。

※ 出现性早熟后什么时候治疗好呢？

一旦确诊且明确分类后，若需治疗则越早治疗效果越好，如果骨龄超过 13 岁则对改善终身高的效果欠佳。

※ GnRHa 治疗指征有哪些？

中国《中枢性（真性）性早熟诊治指南》建议：为达改善成年期终身高目的，GnRHa 适用指征为生长潜能明显受损和同时还有剩余生长潜能的患儿，即骨龄明显超前而骨骺尚未开始融合者，具体建议如下：

①骨龄：骨龄超过生物年龄 2 岁；女童 ≤ 11.5 岁，男童 ≤ 12.5 岁。

②预测成年期身高：女童 < 150 cm，男童 < 160 cm，或低于其遗传靶身高减 2 个 SD（标准差）者。

③骨龄 / 年龄 > 1，骨龄 / 身高年龄 > 1，或以骨龄判断的身高 SDS < –2SDS。

④性发育进程迅速，骨龄增长 / 年龄增长 > 1。

※ GnRHa 治疗疗程和停药时机是怎样的呢？

为改善成年期身高，GnRHa 的疗程一般至少需要 2 年，女童在骨龄 12.0 ~12.5 岁时宜停止治疗，此时如延长疗程常难以继续改善成年期身高。

对年龄较小即开始治疗者，如其年龄已追赶上骨龄，且骨龄已达正常青春期启动年龄（≥ 8 岁），预测身高可达到遗传靶身高时可以停药，使其性腺轴功能重新启动。

※ 性早熟的孩子在日常生活中应注意些什么？

导致性早熟的因素很多，其中不良生活方式已成为性早熟的主要影响因素之一，有研究提示，通过改变生活方式可能很大程度地减少儿童发生性早熟的概率，因此，日常生活中应尽量避开以下做法：

①食用高糖、高热、高脂等食物，造成营养过剩、肥胖。

②盲目进补各类营养品、补品。

③随意服用含激素的食物和药物。

④使用增塑剂超标的廉价玩具。

⑤开夜灯睡觉。

3. 类固醇糖尿病

类固醇糖尿病是一种与药物高度相关的糖代谢紊乱综合征，指由于体内糖皮质激素过多（内源性或外源性糖皮质激素）所导致的一种糖代谢障碍，达到糖尿病的诊断标准，称为类固醇糖尿病，亦称为继发性糖尿病。

随着临床上类固醇激素长期大量地应用，目前类固醇糖尿病已变得越来越常见，据报道，应用糖皮质激素后类固醇糖尿病的发生率为 8.8%~40%。

 类固醇糖尿病的原因

● 外源性类固醇激素的广泛应用是直接诱因：

　　大剂量的类固醇激素不仅可以拮抗胰岛素的降糖作用，减少细胞对葡萄糖的摄取和利用，还可协同胰高血糖素等其他内源性激素发挥升糖作用，进而导致胰岛 B 细胞功能障碍。

● 内源性类固醇激素产生过多：

　　有 20%～60% 库欣综合征（各种原因导致机体产生大量糖皮质激素的疾病）患者中会表现出葡萄糖耐量受损或糖尿病。

 家长需要掌握的知识和技能

◇ 两种不同的糖尿病

● 1 型糖尿病：多起病于儿童、青少年，起病急，伴有典型的"三多一少"症状，容易出现糖尿病酮症酸中毒，根本原因为胰岛素缺乏，糖尿病相关抗体可为阳性。

● 2 型糖尿病：多发生于中老年或肥胖的儿童，起病缓慢，平素多喜甜饮及高热量食物，"三多一少"症状往往不典型，不容易发生糖尿病酮症酸中毒，根本原因为胰岛素抵抗，糖尿病相关抗体多为阴性。

◇ 糖尿病的常见表现

● 起病快、病情轻：既往无糖尿病病史，高血糖在糖皮质激素治疗后逐渐出现，较少出现糖尿病典型的"三多一少"症状，多在血糖筛查时发现；并发酮症及酮症酸中毒的比例低。

● 对胰岛素治疗反应不一。

● 停药后血糖大多快速恢复。

● 血糖升高的特点：常以午餐后至睡前血糖升高为主，空腹血糖常轻度升高或正常。

◇ 如何自检类固醇糖尿病

　　患儿既往无糖尿病，口服糖皮质激素后或者因为内源性糖皮质激素产生过多出现的血糖升高，达到糖尿病的诊断标准，即可以诊断为类固醇糖尿病。

出现以下情况需要就医

对于有糖尿病家族史的儿童，突然出现典型的"三多一少"症状，应及时就医，完善糖尿病相关化验检查以尽快明确诊断，并与其他类型糖尿病进行鉴别。

问题解答

※ 类固醇糖尿病如何预防和治疗？

首先，一定要严格掌握激素的应用指征，坚决杜绝滥用激素的现象，在大剂量应用激素期间，一定要注意患儿血糖的变化情况。

其次，一旦确诊为类固醇糖尿病，应根据原发病的需要，考虑激素能否停用或者减量，当然生活方式的干预也必不可少。

最后，根据病情在医生的指导下选择降血糖药物，目前所有类型的口服降糖药均可用于其治疗，但对于空腹血糖 ≥ 11.1mmol/L 患儿，通常首选胰岛素。

※ 类固醇糖尿病的治疗需要多久？

儿童糖尿病目前还无法治愈，需要终生持续性治疗，但是经过有效且规范的治疗，能够减轻或控制糖尿病症状，延缓并发症，维持正常的生活质量。

※ 糖尿病儿童的饮食如何控制？

患儿需在专业营养师指导下，进行饮食计划管理，计算每日总热能需要量及三餐热卡分配，保证适合患儿年龄、活动和生长发育的需要；同时可适当运动，增高胰岛素敏感性，增强血糖利用，以利于血糖控制，但要避免发生运动后低血糖。

患儿需要严格限制蜂蜜、蔗糖、麦芽糖、果糖等纯糖制品。为满足患儿甜味的口感，可使用甜叶菊、木糖醇、阿斯巴甜等甜味剂代替，尽量不食用荔枝、甘蔗、柿子等含糖量高的水果。对于血糖控制较好者，可在两餐间或睡前加食含糖量低的水果，如苹果、橙子、梨等，也可用番茄、黄瓜、青萝卜代替。食用水果时，应适当减掉部分主食，时间要妥善安排，最好放在两餐之间。

※ 血糖已经稳定了，还要继续定期做血糖监测吗？

即使患儿血糖已经有效控制，定期的血糖监测及随访也是必要的，这样做可以及时了解血糖波动水平，预防低血糖并发症，有助于及时调整治疗方案，是必须长期坚持的。

可使用便携式血糖仪在家进行自我血糖监测，主要监测空腹血糖或者餐前、餐后 2 小时血糖，并进行记录。

※ 糖尿病患儿多长时间要复查一次？

糖尿病患儿治疗初期，至少每 3 个月进行一次门诊随访复查；达到治疗目标，血糖控制稳定后，可 6 个月复查一次。青春期前发病的糖尿病患儿，发病 5 年后或 11 岁至青春期，每年筛查一次并发症相关项目；青春期发病的糖尿病患儿发病 2 年后每年筛查一次，年龄达 12 岁的患儿应进行血脂监测。

4. 矮身材

矮身材指在相似生活环境下，同种族、同性别和同年龄的个体身高低于正常人群平均身高2个标准差（-2SD）者，或低于第3百分位数（-1.88SD）者，具体按照中国0~18岁儿童青少年身高、体重百分位数值表来判定，常用的是标准差法或百分位数法。

 ## 如何界定矮身材

按照中国0~18岁儿童青少年生长表来判定。

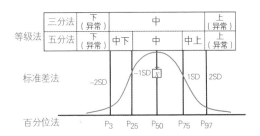

 ## 矮身材的发生因素及病因

矮身材是一个临床表现，其发生受遗传、体质、生活环境、疾病状态、营养和心理等多种因素的影响，因此它的病因也呈多样性，需要去正规医院检查后确定。

矮身材的发生因素

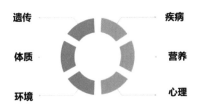

常见的病因分类主要包括以下几个方面：

● 家族性遗传：有研究显示，孩子的最终身高80%左右是由遗传决定的，因此，父母的身高和孩子成人后的终身高有密切的联系，可以据此预测孩子身高生长的潜力，但这种潜力能否最终完全发挥还受后天因素的影响。

此外，有一些单基因遗传病，当父母为携带者时，他们的身高正常，但孩子却有可能会出现非常矮小的情况。

● 体质性生长延迟：俗称"晚长"，表现为匀称性矮身材，出生时身高体重大多正常，出生后头两年也无明显异常，以后增长减慢，特别是男孩在10～11岁，女孩在9～10岁的几年生长缓慢，可伴第二性征延迟和骨龄落后，但无生长激素缺乏，终身高亦正常，多见于男孩，通常有父母青春发育延迟的家族史。

● 宫内发育迟缓：母体的生活环境、营养、情绪、疾病、不良生活习惯等与胎儿的宫内生长发育密切相关。

因此，如果母亲在妊娠早期受到辐射、病毒感染、药物、毒物、重大精神创伤等影响，均可造成宫内胎儿发育的迟滞，进而会影响孩子出生后的生长。

● 内分泌与遗传代谢疾病：骨骼的生长受到内分泌激素的调控，患有内分泌疾病，如生长激素缺乏、甲状腺功能减低症、皮质醇增多症、糖尿病控制不佳者、假性甲状旁腺功能减退症、佝偻病等均可导致身材矮小。

此外，一些先天性代谢缺陷病，如黏多糖病、溶酶体贮积病等，遗传性骨骼病和染色体缺陷如 Prader-willi 综合征、Turner 综合征等亦可导致矮身材。

● 慢性全身性疾病：某些慢性全身性疾病亦可严重影响孩子的身高，比如先天性心脏病、慢性肾脏病、消化系统疾病和免疫系统疾病等。

● 社会心理性矮小（心因性情感剥夺性侏儒）：不良的家庭关系、心理应激和精神创伤等都会妨碍孩子的身高增长，因此，良好的家庭环境和心理精神状态是促进孩子生长发育达到良好状态的重要因素。

家长需要掌握的知识和技能

早期发现矮身材

日常生活中注意监测孩子身高，关注孩子各个时期的生长速率是否达标，如出生后第一年身高平均增长约 25 cm，第二年身高平均增长约 10 cm，3 岁后每年身高增长不小于 5 cm，青春期的生长不小于 6 cm。一旦发现身高生长异常要及时就医。

● 其他：部分无法找到原因通常会考虑为特发性矮小，需排除上述各种原因后给予诊断。

 ## 出现以下情况需要就医

孩子身材矮小伴有以下特征时，应到正规医院儿童内分泌门诊就诊，配合医生进行检查，根据诊断进行相应的观察或治疗并定期复查。

● 出生时体重太轻或身长太短，如足月儿体重小于 2.5 kg 或身长小于 48 cm。

● 生长速率突然减慢，与同龄儿童的身高差距越来越大。

● 非常瘦或伴有其他慢性疾病或出现多个器官的异常。

● 伴有特殊的体征或外貌。

● 父母身材均较高，但患儿明显偏矮。

● 父母中有一方明显偏矮。

> **温馨提示**
>
> 早期发现孩子身材矮小，尽早就诊非常关键，越早干预效果越好，一旦错过了儿童治疗的最佳时机，待骨骺端闭合后，想干预也没有机会再长高！
>
> 骨骺端闭合：指长骨的两头骨骺线消失的现象，实际意义是指孩子已经失去了自然长高的潜力。

 ## 问题解答

※ 发现矮身材后要做哪些检查？

建议身材矮小的儿童在 4 岁时做一次评估，因为 4 岁左右孩子体内的生长激素、甲状腺素已基本稳定，饮食、睡眠、生活方式等习惯也逐渐养成，从身材上也可以看出是否存在着缺陷，这些条件对今后的生长发育都起着决定性的作用。

实验室常规检查

项目	内容	提示
肝功能	ALT、AST、GGT 升高	肝炎、营养状况差
肾功能	血尿素氮和血肌酐升高	慢性肾功能衰竭
血常规、尿常规	血细胞分析，尿红细胞等	肾脏疾病、血液疾病
血气分析、血电解质	血 pH 低，血氯升高，血钾异常	肾小管酸中毒
甲状腺激素检测	TT_4 降低、TSH 升高	甲状腺功能低下

◆ **特殊检查项目及指征项目**

- 骨龄测定
- GH 激发试验
- IGF-1、IGFBP3 水平测定
- IGF-1 生成试验
- 染色体核型分析
- 鞍区 MRI：蝶鞍容积大小，垂体前、后叶大小等
- 其他激素：血 ACTH、皮质醇、血糖、性激素、PRL

◆ **进行特殊检查的指征**

- 身高低于正常参考值 -2SD（或低于第3百分位数）
- 骨龄低于实际年龄 2 岁以上者
- 身高增长率在第25百分位数（按骨龄计）以下者：
  <2 岁：<7 cm／年
  4.5 岁至青春期开始：<5 cm／年
  青春期：<6 cm／年
- 临床有内分泌紊乱症状或畸形综合征表现者
- 有慢性疾病史（肝、肾疾病）
- 其他原因需进行垂体功能检查者

※ 孩子现在有些矮，有没有可能是晚长？

发育确实有早晚之分，符合体质性生长延迟特征的有可能是晚长，但如果孩子明显已经有性征发育但仍偏矮小，就不能再认为是晚长。

对于尚未明显发育的矮小孩子，则需检查性征、追问家族史、评估骨龄，看看骨龄是落后还是提前，判断剩余的生长潜力。

现代社会生活条件不同以往，营养过剩和不安全食品、不良信息等使如今的孩子性发育普遍比

上一代人提前，因此不能单纯地用上一代人的发育时间来判断现在的孩子，以免贻误长高时机。

※ 孩子明确身材矮小后怎么治疗？

身材矮小的孩子应根据不同的病因采取相应的诊疗措施，做到对因对症治疗：

明确矮小是缺乏营养所致，则可以增加营养的补充，并辅以合理睡眠和运动。

如矮小是因为生长激素缺乏或甲状腺功能减退所致，则需要皮下注射生长激素或口服补充甲状腺素促进生长。

遗传原因或特发性矮小导致的身材矮小，也可以使用生长激素治疗。

※ 孩子几岁开始使用生长激素治疗效果最好？

矮身材强调"早发现、早诊断、早治疗"，因为孩子的年龄越小，骨骺的软骨层增生及分化越活跃，孩子生长的空间及潜力就越大，对治疗的反应亦越敏感。

此外，生长激素的费用跟年龄和体重成正比，如：一个体重 15 kg 的矮小儿童治疗一年花费 1 万 ~2.5 万元，一个 40 kg 的孩子一年则要花费 3 万 ~7 万元，而且效果不如前者好，通常来讲 4~12 岁是治疗的黄金期。

※ 生长激素治疗一般多久？如何判断治疗效果？

生长激素的治疗要根据患儿的适应证、身高与正常标准的差距、骨龄、家庭经济状况等决定使用时间，一般情况下，应至少一年以上，以观察疗效。

临床对生长激素治疗有效性的判定：治疗后年生长速率比治疗前增加 3 cm 以上。

※ 生长激素治疗会有激素的副作用吗？

很多家长听闻"激素"二字就色变，认为它会导致肥胖、早熟、骨质疏松等，所以孩子不能用。其实人体内激素有很多种，生长激素与导致性早熟和肥胖的激素完全不同，性早熟主要与性激素相关，肥胖则主要是糖皮质激素的副作用，而生长激素是脑垂体分泌的一种肽类激素，其主要作用是促进骨骼生长和蛋白质合成，让孩子长高，并非糖皮质激素和性激素，不会导致肥胖、性早熟和骨质疏松。

※ 生长激素是否会加速骨骺线闭合？

目前证据表明，骨成熟和骨骺闭合主要与雌激素有关，生长激素虽然也部分参与骨的成熟，但一般不会加快骨骺闭合，其对骨骼的主要作用是促进骨生长、增加骨量，因此，使用生长激素可以实现有效身高追赶，但骨龄只会相应增长一点。

※ 生活中正常情况下如何促使儿童长高？

正常儿童可通过均衡饮食，保证充足睡眠，加强体格锻炼与户外阳光照射等，以促进其生长；同时要特别注意营养均衡，但不可以因为孩子身高矮就吃大量的补品，因为其中可能含有激素等，可能刺激孩子提早发育成熟，造成最终身高矮小。

（九）心血管科

心血管系统的疾病是靠完善检查，才能够明确诊断的。

心血管系统疾病的辅助检查包括 X 线、心电图、超声心动图、心导管检查、心血管造影、磁共振成像、放射性核素心血管显像、计算机断层扫描。

儿童心血管系统疾病常见症状包括：喂养困难、活动耐力减低、呼吸急促、呼吸困难、青紫、生长发育迟缓、缺氧发作等，有时也可以出现水肿、晕厥、心悸、胸痛等症状。

3 岁以内婴幼儿的心血管系统疾患以先天性心脏病最常见，反复的肺炎、心功能不全、生长发育迟缓是大量左向右分流的证据。

婴儿型的心功能不全以呼吸浅促、喂养困难、易出汗为主要症状。

风湿性心脏病多见于年长儿，应注意有无咽痛、游走性关节痛、舞蹈病等病史。对胸闷、心悸、心前区疼痛者，应注意心律失常、心肌疾病。

此外，川崎病目前已经成为发达国家和地区后天性心脏病的常见病因，主要累及冠状动脉，大多在 5 岁以前发病，临床上皮肤、黏膜、淋巴结等部位有独特症状。

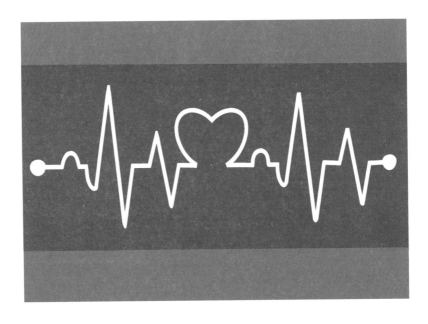

1. 胸痛

胸痛指颈与胸廓下缘之间疼痛，疼痛性质可呈多种，是常见症状之一，主要由胸部疾病所致。

 ## 儿童非创伤性胸痛的原因

作为一种症状，引起儿童非创伤性胸痛的原因很多，可以分为常见情况和特发性情况，以及是否危及生命。

分类	具体引发疾病
常见情况	
肌肉骨骼疾病	肌肉拉伤、肋软骨炎、滑动肋综合征、纤维肌痛、漏斗胸、鸡胸
呼吸系统疾病	肺炎和哮喘（可危及生命）、伴有肌肉劳损甚至肋骨骨折的慢性咳嗽、自发性纵隔积气
胃肠道疾病	胃食管反流病、药物诱导性食管炎、食管异物、食管痉挛和失弛缓症、胃炎、消化道溃疡、肠易激综合征、胆囊炎、胰腺炎
乳房	男性乳房发育、乳腺炎、纤维囊性病、乳房初发育或妊娠相关的压痛
特发性情况：在经全面评估后未发现明显病因，从而诊断为特发性胸痛	
危及生命的心脏问题	肥厚型心肌病、主动脉瓣狭窄、主动脉缩窄、冠状动脉异常（如川崎病）、心包炎、心肌炎、扩张型心肌病、快速性心律失常、主动脉瘤或夹层
其他胸部疾病	气道异物、自发性气胸、肺栓塞、肺动脉高压、肿瘤（乳房、胸壁、肺腔或纵隔）、食管破裂、脊髓受压（肿瘤、椎体塌陷、硬膜外脓肿）
其他情况	
其他疾病	胸膜痛、带状疱疹、精神心理因素（惊恐障碍、焦虑、抑郁、疑病症）

家长需要掌握的知识和技能

儿童最常见的胸痛原因类型

- 胸痛根据病因可分为器质性疾病和非器质性疾病。
- 器质性疾病包括心血管系统、呼吸系统、消化系统、骨骼肌相关疾病（漏斗胸）等。
- 非器质性疾病包括骨骼肌相关疾病（流行性肌痛，包括胸膜痛及胸肌痛）、心理方面原因。
- 儿童胸痛多由非器质性疾病引起，但对主诉胸痛的孩子，需要首先排除器质性疾病。

🐣 出现以下情况需要就医

● 家长日常生活中密切观察，孩子发生以下任一情况需要立即就医：

①胸痛伴有咳嗽、咳痰和（或）发热，提示感染。

②胸痛伴有呼吸不畅、呼吸困难，提示病变围大，严重可危及生命。

③胸痛伴咯血。

④胸痛伴面部苍白、大汗、血压下降。

⑤胸痛伴吞咽困难。

● 有胸痛症状时需要注意以下问题，准确向医生反馈，以便快速判断、处理胸痛发作。

①发病情况：

胸痛发作时间，胸痛发作频率。

每次疼痛持续时间。

胸痛部位（需用手指指出）。

胸痛是否放射至颈部、上肢、背部或上腹部。

胸痛是否与运动相关；使疼痛加重因素，例如深呼吸，疼痛缓解方法。

胸痛是否与饮食相关；胸痛伴随症状，如多汗、头晕、胸闷、憋气、恶心、心悸等。

近期是否有发热相关病史。

是否有不正确的用力史。

是否有外伤史。

②家族史：

心脏病史，例如瓣膜相关疾病，心肌病和心律失常等。

不明原因猝死，尤其在运动中。

消化道溃疡性疾病。

③社会史：包括生活方式、家庭中是否有慢性疼痛患者、家庭中近期是否有胸痛或心脏病发作患者、家庭压力、学校学习相关压力。

🐣 问题解答

※ 孩子这么小出现胸痛，是心脏出问题了吗？

儿童的胸痛也有其人群特征性，大多数是由于良性疾病引起，其中肋软骨炎、气胸、胸膜炎、肺炎导致的胸痛相对比较常见。

当出现以下情况时需考虑心脏因素：

①胸痛发生时伴有心跳加快。

②屏气时胸痛没有明显好转。

③胸痛伴有晕厥。

④有家族性心脏疾病或者既往接受过心脏手术治疗。

※ 孩子偶尔晚上胸痛，立即到医院就诊，检查后没有发现什么大问题，家长该如何鉴别？

非器质性病变导致的胸痛没有固定的部位，而且身体状态比较良好，家长应多观察孩子情绪，是否与精神心理有关，比如学习写作业时、考试前夕、与家人或朋友闹矛盾后容易发作等。

器质性病变引起的疼痛，多数是在胸骨后伴有躯体严重的一些不舒适，如胸闷，压榨性的疼痛，感觉有濒死感，出冷汗，面色苍白等，需立即至医院就诊。

2. 心悸

心悸是指可能让孩子感到不适的明显心跳（如过快、不规则、过强）。

成人心悸是危及生命的快速性心律失常；而在儿童中引起的心悸往往是由于生理性刺激，如发热、运动、焦虑或贫血，而非心律失常等危及生命的事件所致。

心悸通常突发突止，像开灯关灯一般。孩子可能会感觉胸口像是有一只蝴蝶翅膀扇动或者心跳极快以至于好像要从胸口跳出来，通常持续时间很短（几秒到几分钟）。

心悸的病因

● 威胁生命的心脏问题：心律失常（预激综合征、心脏传导阻滞、先天性心脏病、心内肿瘤、梗阻性肥厚型心肌病、心肌炎、病窦综合征、心脏起搏器故障）。

● 非威胁生命的心脏问题：低血糖、中毒、嗜铬细胞瘤。

● 常见的病因：房性早搏、室性早搏、发热、贫血、运动、情绪激动、焦虑、恐惧、高血压、药物引起的（咖啡因、中草药、保健品、沙丁胺醇等）。

● 其他病因：风湿热引起的心脏瓣膜病、甲状腺功能亢进、二尖瓣脱垂。

儿童常见心悸病因：

● 生理性刺激：如发热、运动、焦虑或贫血、情绪波动。

● 代谢率增加：发热或贫血时都会伴有代谢率增加，导致的窦性心动过速、高动力性心脏活动可引发心悸。

● 儿茶酚胺释放：运动、情绪波动和精神痛苦（如焦虑、惊恐）、不吃早餐致低血糖引起的儿茶酚胺释放诱发心悸，其中儿童低血糖能够危及生命，需要迅速识别并治疗。

● 过度换气：过度换气是指各种原因导致的呼吸频率过快，体内的二氧化碳排出过多而引起的呼吸性碱中毒，即使没有明显基础病因的青少年也有可能出现。

情绪激动、大哭等引起的过度换气的孩子会有以下表现：呼吸困难、胸闷、胸痛、感觉异常和心悸（患儿通常描述为心跳加速）。很多家长遇到以上表现时会担心出现了危及生命的问题，常感到焦虑。

此外，过度换气的孩子可能有既往哮喘病史。虽然临床表现提示没有严重的心脏或肺部异常，但严重过度换气的孩子可能出现面神经征、喉痉挛或自发性手足痉挛。

家长需要掌握的知识和技能

● 当孩子描述感觉胸口像是有一只蝴蝶翅膀扇动或者心跳极快以至于好像要从胸口跳出来时，持续时间从几秒到几分钟，家长要明白这是心悸的表现。

● 当孩子描述自觉心前区有"啪哒"跳动或称心脏"停跳"，这是心律失常的表现。

- 当孩子出现心悸伴有出汗、头痛、潮红和高血压，提示可能为嗜铬细胞瘤。

- 如果心悸同时伴有怕热和出汗，提示可能为甲状腺功能亢进。

- 如果有心悸伴有晕厥的病史，特别是与运动有关时，应考虑原发性心脏病因，比如心律失常（间歇性快速性心律失常）。

- 如果出现病毒感染或发热史结合呼吸窘迫或下肢水肿、乏力提示为心肌炎，特别是心动过速与发热程度不相符或在退热之后依然存在时，要考虑心肌炎的可能。

- 对于有近期链球菌感染史，如急性化脓性扁桃体炎的发热伴心动过速的孩子，要考虑可能患有急性风湿热。

- 对于有心脏性猝死或耳聋家族史的孩子，应怀疑可能引起突发室性心动过速伴心悸及晕厥的遗传性疾病。

◇ 体格检查

- 对于一般状况差的心悸患儿，需要从生命体征、心血管表现和非心脏表现三方面迅速评估有无低氧血症、低血糖和血流动力学是否稳定。

◇ 生命体征

- 心悸儿童的一些生命体征的改变可

提供重要信息。

年龄	心动过速（心率测量值高于相应年龄的预期值）	心动过缓（心率测量值低于相应年龄的预期值）
婴幼儿（＜2岁）	心率＞160次/分	心率＜90次/分
儿童（2~10岁）	心率＞140次/分	心率＜70次/分
10岁以上的儿童、青少年和年轻成人	心率＞100次/分	心率＜60次/分

- 血压高于相应年龄的预期值可见于焦虑、惊恐发作、过度换气或嗜铬细胞瘤患儿；高血压伴脉压增宽提示甲状腺功能亢进。

- 患儿发热时，应评估有无符合心肌炎或急性风湿热的其他表现。

◇ 心血管表现

- 大多数稳定的心悸患儿的心脏检查都正常。

- 发热或贫血患儿可出现短促的收缩期中至高调血流杂音。

- 急性风湿热患儿的全心炎可能表现为心包摩擦音或二尖瓣关闭不全杂音。

- 先天性心脏病患儿心悸时可能有多种心脏表现，包括发绀、病理性杂音和心力衰竭证据，具体取决于心脏病变的生理状态。

◈ 非心脏表现

● 结膜苍白，提示贫血。

● 眼球突出伴或不伴甲状腺肿，提示甲状腺功能亢进。

● 过度换气，表现为呼吸明显加快或呼吸常伴有叹息，无明显病因。

● 呼吸过速伴啰音，提示左心衰竭引起的肺循环瘀血，见于心肌炎或先天性心脏病患儿。

● 肝大及颈静脉充盈，提示右心衰竭，见于心肌炎或先天性心脏病患儿。

● 出汗伴潮红，见于嗜铬细胞瘤患儿。

● 高度情感痛苦而无危及生命的征象，见于焦虑、惊恐发作或过度换气的患儿。

出现以下情况需要就医

● 婴幼儿症状：

①出现喂养困难及体重增长缓慢，可能存在心脏问题。

②有疲劳、嗜睡、进食差。

③呼吸窘迫伴呼吸过速、三凹征、呼气呻吟。

④易激惹且容易出汗。

● 儿童症状：孩子描述有心悸症状并伴有以下情况时应及时就医。

①运动不耐受。

②发育落后于同龄人。

③出现呼吸过速、呼吸困难、呼吸窘迫、胸痛。

④劳累后出现呼吸困难、发热或与劳累相关的胸痛。

⑤发生晕厥。

问题解答

※ 孩子出现过度换气如呼吸困难、胸闷、胸痛、感觉异常和心悸（心跳加速）怎么办？

在做好应急处理后，要首先排除严重病因，如哮喘持续状态、代谢性酸中毒、疼痛、中枢神经系统疾病和药物中毒。

对于青少年或者能听懂指令的过度换气患儿急性期治疗的重点在于安慰患儿，对患儿正经历的症状做出解释，去除诱发因素，进行"呼吸再训练"以改善上述的不适症状。

※ "呼吸再训练"如何练习？

心悸发作急性期，往往引起呼吸困难，乃至呼吸窘迫，练习呼吸再训练，让患儿专注于腹式呼吸，可缓解呼吸不适。

①患儿采取站式或躺式（躺式通常更容

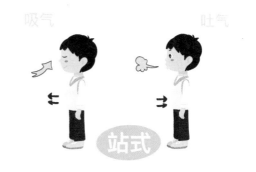

易），一只手放在腹部，另一只手放在胸部，然后观察哪只手移动幅度更大。

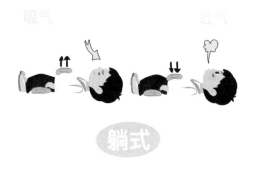

②过度换气患儿几乎总是放在胸部的手移动幅度更大，嘱患儿调整呼吸，使放在腹部的手移动幅度更大，而放在胸部的手几乎不动。

③告知患儿缓慢吸气4秒，屏气几秒，然后呼气8秒。经过5~10个这样的呼吸循环后，患儿应该会开始感觉到平静，焦虑感减轻，并且改善过度换气。

"呼吸再训练"需要一些练习才能完全掌握，理想情况下，随着这种呼吸训练的继续，症状应缓解。如果症状不缓解需到医院就诊。

（十）心理科

很多人都认为健康就是指身体没有残疾，没有疾病，这是完全错误的。

健康既包括了生理健康，又包括了心理健康，身心都没有问题才算是真正的健康。

伴随着社会与经济的快速发展、城市化的建设，城市在增添了喧嚣的同时也变得浮躁，成人和儿童的心理也或多或少地承受着各式各样的压力和不良情绪，这样的环境下如果不能及时地发散，势必会产生负性情感的淤积，对工作学习、身心健康有很大的影响。一般成人会有自己的发散方式，从而得到部分缓解。

由于儿童正处于语言和自主行为能力的发展期，相比成人就更需要及时地帮助和引导发散。

儿童健康心理是非常重要的，心理学家认为，如果儿童期心理开始不健康，那么就影响他的一生。儿童时期是培养健康心理的黄金时期，各种习惯和行为模式，都在这时奠定基础，如果在此时忽略了孩子的心理卫生，那么，成人后想拥有健康的心理与成熟的人格就会非常的困难。

儿童心理问题包括以下几种：

● 焦虑：是指一种情绪。焦虑是一种不安全感的表现，当孩子的安全感没有得到满足时，就会很容易出现焦虑情绪。这些焦虑情绪可以表现为胆小、缺乏自信、敏感、哭闹等。

● 人际交往：儿童的人际关系主要是指他们与父母、教师以及同伴之间的关系，从这些人际交往中可以反映出儿童的心理健康状态。

● 攻击行为：孩子会有一些攻击性，但是这种攻击性是因为他的不安全感与无能感所造成的。当孩子发现自己无法去改变时，他们就会去攻击毁灭。要正确地引导孩子，告诉孩子攻击并不能解决问题，攻击也不是改变的一种方法。

● 恐惧：恐惧表现在对某些事物或情景产生惧怕和逃离的心情，如怕打雷闪电，极度紧张，抱头乱窜。

1. 学习困难

　　学习困难是指智力正常的儿童在阅读、书写、拼字、表达、计算等方面的基本心理过程存在一种或一种以上的特殊性障碍。

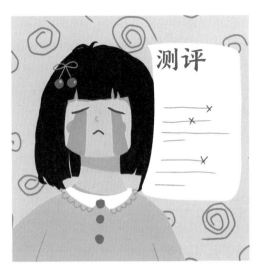

家长需要掌握的知识和技能

初步识别学习困难

◇ 早期表现

● 语言发育：语言发育迟缓、构音障碍、口吃等。进入幼儿期说话偏迟、语言理解和表达欠缺，有些可表现喋喋不休，说话内容缺乏实际沟通意义。

● 动作发育：一般走路较早，但好动、动作缺乏目的性、协调运动困难、精细动作笨拙。

● 情感发育：建立母子情感关系困难，

如易哭闹、不愿被母亲拥抱、喜欢独玩、吵闹。许多母亲感到养育困难，出现情感忽略或虐待。对外界刺激敏感、易出现过激反应，常出现揪头发、咬指甲、扔东西、哭闹、攻击倾向、伙伴交往不良等。

● 认知困难：认知发展不平衡，或对某些领域东西感兴趣，而对他人的活动缺乏关注。

◇ 入学后表现

● 语言理解困难：

　　①语言理解和表达不良，即使能说出少量单词，但构音明显困难。

　　②听而不闻，不理解他人讲话，易被视为不礼貌。

　　③不合时宜地使用词语或文章，喋喋不休或多嘴多舌，用词联想奔逸，使人难懂。

● 语言表达障碍：

　　①学会说话较迟，语言理解良好而表达困难。

　　②开始说话常省略辅音，语句里关系词少。

　　③可模仿说出单音，但不能模仿说出词组。

④自动反射性说话，但有目的地说话困难。

⑤口吃、节律混乱、语调缺乏抑扬顿挫、说话伴身体摇晃、形体语言偏多。

● 阅读障碍：

①读字遗漏或增字，语塞或太急，字节顺序混乱、漏行。

②阅读时视觉倒翻、不能逐字阅读。

③计算时位数混乱、颠倒。默读不专心，易用手指指行阅读。

● 视空间障碍：

①手指触觉辨别困难、精细协调动作困难、顺序和左右认知障碍、计算和书写障碍。

②文字符号镜像处理显像，如把 p 视为 q,b 为 d,m 为 w,was 为 saw, 6 为 9 等。

③计算时忘记计算过程的进位错位，直式计算排位错误，抄错抄漏题，数字顺序颠倒，数字记忆不良。

④空间知觉不良，方位确认障碍。

● 书写困难：

①缺乏主动书写。

②手技巧笨拙，如不会使用筷子、穿衣系扣子笨拙、握持笔困难、绘画不良。

③写字丢偏旁部首或张冠李戴、潦草难看、涂抹过多、错别字多。

● 情绪和行为问题：

①多动、冲动、注意集中困难。

②不良自我意识、学习动机不良、焦虑或强迫行为（咬指甲多见）、课堂骚扰他人、攻击或恶作剧、社会适应和人际关系不良、品行问题。

● 神经心理特性：

①一般智力正常，临界智力状态常见。

②智力测验结构不平衡，单项神经心理测验成绩低下，投射测验显示不良情绪和欲求不满，手眼协调困难，视结构不良。

出现以下情况需要就医

家长在与孩子的日常相处中仔细观察，发现有上述情况，需及时至医院就诊。详细告知医生孩子的出生情况、发育过程、发病过程及其表现特征，协助诊断治疗。

2. 异食癖

　　异食癖指长期嗜食通常不作为食物的物质，如泥土、墙灰、毛发等，且并非其他精神疾病所致。

● 异食癖病因不明。

● 异食癖可见于各年龄段，5～10岁发病率最高，青春期逐渐减少。

● 男性儿童多见。

● 农村儿童多于城市儿童。

家长需要掌握的知识和技能

◇ 异食癖孩子的表现

● 孩子自觉或不自觉地嗜食一些通常不作为食物的物质，并引以为乐。

● 常见物质有泥土、墙灰、纸屑、沙子、衣布、毛发等。

● 一般先咬，然后吞食，或者口中咀嚼后吐出，再取新的物质咀嚼。

● 异食行为顽固且持久，遭到训斥阻止后仍我行我素。

● 多数孩子性格怪异，并伴有其他情绪和行为障碍。

◇ 发现孩子异食癖，如何应对？

● 家长发现孩子的异食行为后需密切观察，避免过多指责训斥。

● 异食癖一般采用行为治疗为主的心理纠正方法，家长要积极配合，避免刺激患儿。

 出现以下情况需要就医

　　如果异食行为顽固持久，影响体格生长发育，应及时就医。

3. 神经性呕吐

神经性呕吐又称心因性呕吐，常见于女性青少年。在心理因素作用下，进食后不久突然发生呕吐，可呈喷射性。呕吐后可继续进食，不影响食欲和食量，一般无明显营养障碍和严重并发症。

● 本病是消化系统常见心身疾病之一。

● 常有明显应激史和心理因素，应激史包括：学习压力大、挫折，恐学、厌学所致的心理矛盾，家长、老师的高期望与本人能力无法适应，同学间关系紧张，本人欲求无法得到满足等。

● 本病患儿性格缺陷突出，尤其是癔症性格缺陷的女性。

家长需要掌握的知识和技能

◈ 神经性呕吐孩子的临床表现

● 反复出现餐后呕吐，有时为喷射性。

● 一般无恶心，不费力。

● 呕吐有周期性，呈现定时且同一方式的呕吐。

● 一般病前均有应激史。

● 病程长且未经积极治疗者，心理因素不明显且无规律。

◈ 神经性呕吐的特点

● 呕吐不影响食欲、进食量和体重。

● 情绪波动时呕吐发作频繁。

● 不呕吐时玩耍如常。

● 多数无明显营养障碍。

● 本病来势迅猛，但一般无生命危险，且预后较好，通过身心综合治疗可明显缩短病程。

● 病愈后，如再次遇到应激因素可再度发作。

出现以下情况需要就医

出现频繁应激后呕吐，应及时就医，明确诊断，并接受规范合理治疗。

4. 神经性贪食症

神经性贪食症指无控制的多食、暴食病症。

● 可反复发作，女孩多见，儿童和青少年期均可发病。

● 病因不明，可能的机制是孩子对自己形体和体重存在错误的超价观念，以致对食物缺乏控制能力。

家长需要掌握的知识和技能

◈ 神经性贪食症孩子的表现

● 强烈的进食冲动，发作时食量惊人。

● 用暴食行为缓解内心紧张，继而常自行催吐，长期呕吐可使牙质黄染变色。

● 闭经和体重下降不明显。

● 多伴肥胖。

● 多数孩子自知生病，主动要求诊治。

◈ 神经性贪食症的治疗方法

常用的治疗方法有行为疗法、认知疗法及药物治疗。

出现以下情况需要就医

家长在与孩子日常相处中发现孩子有贪食症的表现，如冲动性进食、食后催吐、女孩无月经、肥胖等，需及时就医。

5. 睡眠障碍

睡眠障碍为一组疾病，《国际疾病分类》将睡眠障碍分为非器质性睡眠障碍和器质性睡眠障碍。

非器质性睡眠障碍

- 非器质性失眠症。
- 非器质性嗜睡症。
- 非器质性睡眠 – 觉醒节律障碍。
- 睡行症（夜游症）。
- 睡惊症（夜惊症）。
- 梦魇。
- 其他非器质性睡眠障碍。
- 未特定的非器质性睡眠障碍。

器质性睡眠障碍

- 睡眠 – 觉醒节律障碍。
- 睡眠呼吸暂停综合征。
- 发作性睡眠及猝倒。
- Kleine–Levin 综合征。

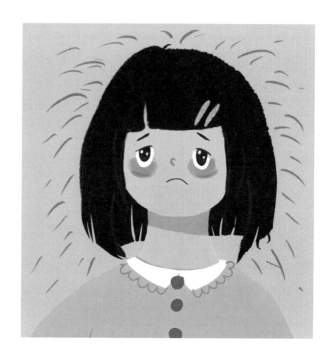

家长需要掌握的知识和技能

睡眠和觉醒活动主要受脑干网状结构调节控制，正常生理睡眠分为快速眼动睡眠和非快速眼动睡眠两种时相，交替进行。

睡眠类型	特点
快速眼动睡眠	有快速眼球运动，交感神经兴奋，脉搏、呼吸增快，血压升高，全身肌肉松弛，身体活动增多。 新生儿此期间可见微笑、皱眉或吸吮等动作。大多数人会做梦，易被唤醒
非快速眼动睡眠	闭眼，平稳入睡，无快速眼球运动，无身体活动。副交感神经兴奋，血压、脉搏、呼吸和新陈代谢降低

◆ 儿童各年龄阶段睡眠结构变化特点

● 快速眼动睡眠总量随年龄增长而逐渐减少。

● 新生儿入睡第一阶段为快速眼动睡眠，成人则无。

● 自出生后 4 个月起，睡眠模式逐渐由新生儿的"觉醒 – 快速眼动睡眠"模式向成人的"觉醒 – 非快速眼动睡眠"模式转变。

● 快速眼动睡眠周期逐渐延长，新生儿快速眼动睡眠周期短，约 50 分钟出现一次快速眼动睡眠，青少年和成人为 90 分钟一次。

● 新生儿非快速眼动睡眠与快速眼动睡眠时间大致相等。

● 新生儿非快速眼动睡眠占 50%，青少年占每日睡眠总量 80%。

◆ 正常睡眠模式的建立

● 新生儿睡眠时间有个体差异，平均每日睡眠 16~17 小时；睡眠和觉醒周期相对短。

● 3 个月婴儿睡眠量略减，但周期较长。有 70% 左右的 3 个月婴儿夜间能顺利入睡。

● 有 85% 左右的 6 个月婴儿能在夜间顺利入睡。

● 1 岁时，大多数儿童已建立了较稳定的睡眠模式，即长时间夜间睡眠和早、午小睡模式。

出现以下情况需要就医

密切观察孩子睡眠情况，出现嗜睡、长时间不能入睡、睡眠时呼吸暂停、睡眠时间日夜颠倒等异常情况，必要时就诊。

问题解答

※ 睡眠障碍的危害有哪些？

不同睡眠障碍类型影响不同，夜醒、磨牙症、夜间摇头、梦魇、睡惊症、夜游症一般无明显影响；发作性睡眠可影响学习和智力发展；睡眠呼吸暂停综合征可引起头痛、多动、注意力涣散、学习成绩下滑、智力受损、遗尿及性格改变等；青少年失眠可引起明显苦恼，甚至影响社会及职业功能。

※ 婴儿出现日夜颠倒的睡眠，是否需要纠正？

1 岁前的婴儿部分在睡眠建立过程中可能出现日夜颠倒的情况，无须刻意纠正，随着年龄增长，睡眠颠倒会好转，至 1 岁时基本可建立正常睡眠模式。

※ 用药物纠正失眠是否正确？

青少年失眠的治疗包括心理治疗和药物治疗，均应在医生指导下进行，轻症以心理治疗为主，重症可短期服用药物。

※ 睡行症（夜游症）、睡惊症（夜惊症）、梦魇如何纠正？

睡行症、睡惊症、梦魇三种睡眠障碍常常可自愈，如频繁发生，建议就诊，治疗主要为心理治疗，必要时药物治疗。

6. 孤独症

孤独症也称自闭症，是一种起病于婴幼儿时期的严重精神、神经性疾病，主要表现为社交障碍、交流障碍、兴趣狭窄及刻板行为。

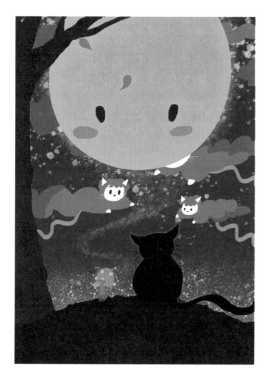

 孤独症的病因

孤独症的具体病因不明，遗传因素是主要病因，胎儿大脑发育关键期接触的环境因素也是比较重要的因素之一。常起病于 3 岁前，是儿童致残最主要的疾病之一，严重影响了儿童的身体健康及社会功能，给家庭带来极大的负担和痛苦。

 家长需要掌握的知识和技能

◇ 孤独症的临床表现

● 孤独症以社交障碍为主，表现为不与人对视或回避对视，无眼神交流，喜欢独自玩耍或发呆，不喜欢与小朋友玩耍，不懂得参与游戏，没有陌生感，与父母或照顾人之间缺乏正常的依恋关系。

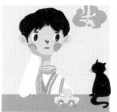 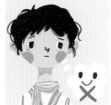

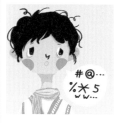 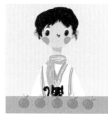

◇ 如何早期发现孤独症

● 社交障碍：宝宝不喜欢与人有眼神交流，如 4 个月时仍不会看别人的脸微笑，6 个月时没有明显的快乐情绪，甚至逃避与人目光对视；对周围人熟视无睹，没有期待被抱起的姿势或抱起时身体僵硬；喜欢非生物的物品，或看东西时喜欢关注物品的边缘，不看物品的中心；叫其名字不理会；没有陌生感，对陌生人缺少应有的恐惧和好奇心。

● 交流障碍：以言语交流障碍为主，开口说话晚，1岁还不会"咿咿呀呀"，16个月还不会说任何一个单词，甚至没有语言，或者完全不理解别人说话的内容，也不能通过面部表情、动作及音调与人交流，或者言语过于刻板，语调比较平淡，缺少抑扬顿挫，与人交往时表情常缺乏变化。

● 兴趣狭窄和刻板动作：兴趣较少，感兴趣的事物常与众不同，通常对玩具、动画片等正常儿童喜欢的事物不感兴趣，却迷恋于看广告、排列物品、听某种单调重复的声音等；喜欢做一些刻板、重复的动作，如拍打、揉搓手指等刻板与重复的怪异动作，反复用同一种方式玩玩具、坚持走固定的路线，坚持把物品放在固定位置，坚持吃少数几种食物等，同时抵抗改变，缺少变化和想象力。

出现以下情况需要就医

● 婴儿期表现为易怒、哭闹、不易安抚，或过于安静、不寻求家人的关注。

● 眼神交流或接触差，注视物体的兴趣高于注视人的兴趣，常关注一些无生命的物品，目光空洞，注意力不集中。

● 很少以笑容应答别人的微笑或逗弄，咿呀发声少。

● 看到照顾人如妈妈等不会出现期待性的微笑，不会追视或关注周围的人。

● 听力检查正常，但喊其名字没有反应或反应差，不能听懂简单的指令。

● 不理解周围人面部表情或姿势的含义，不会点头表示同意、挥手表示再见等。

● 目光不会追随别人的指点看东西。

问题解答

※ 对于诊断孤独症需要做哪些检查？

● 孤独症量表：包括筛查量表和诊断量表，同时还要做发育评估及智力测评。

● 颅脑影像学检查：包括头颅 CT、MRI 甚至功能影像学检查。

● 其他检查：包括遗传代谢筛查、染色体检查、基因分析、脑电图等。

※ 对于可疑孤独症患儿的家长应该向就诊医师提供哪些信息呢？

提供母亲孕期情况，患儿的出生情况、发育情况、疾病情况及家族史，重点提供患儿的认知、社交、行为表现及语言情况、运动能力等，同时还要提供患儿的家庭养育环境，是否受过惊吓或重大心理创伤等。

※ 孤独症治疗过程中要注意哪些问题?

● 早期诊断和早期干预至关重要，可有效改善患儿的生活质量，早期是大脑发育的关键时期，这段时间的经历对于改变孩子的发展历程具有很大的帮助，同时强调每日干预，持之以恒。

● 进行系统的干预，除治疗孤独症外，还要同时促进身体发育、防治疾病、促进生活自理能力和社会适应能力等方面的训练。

● 个体训练，根据患儿的发育水平和行为特征进行有计划的个体训练。

● 家庭经济状况、父母心态、环境和社会支持均会影响患儿的预后，父母要接受事实，妥善处理孤独症干预治疗与生活、工作的关系，提高家庭参与程度，根据医生指导选择科学的训练方法。

7. 焦虑症

焦虑症是在儿童时期无明显诱因下发生的发作性紧张、莫名恐惧与不安，常伴有自主神经系统功能的异常，是一种较为常见的情绪障碍。

焦虑症的病因和发病机制

- 儿童焦虑症的病因至今研究不多，多数学者认为主要与心理因素和易感素质有关，此外生理因素与情绪障碍的发生也有关。
- 发病机制有多种理论或学说，如精神分析派理论、巴甫洛夫理论及神经内分泌学说。

家长需要掌握的知识和技能

焦虑症主要表现为焦虑情绪、因焦虑作为内驱力引发出的不安行为和自主神经功能紊乱三方面症状。

年龄段	生理发育特点	临床表现
婴幼儿	语言、运动发育不完善，表达能力有限，对焦虑体验难以完全理解，叙述困难	情绪上烦躁、哭泣、吵闹，无论是饥饿或饱餐、寒冷或温暖、困倦或睡醒后均哭闹，难以安抚或照料，不易抚养
学龄前儿童	虽有简单语言表达能力，因词汇缺乏不能表示害怕、恐惧或有大祸临头的不祥感觉	行为上胆小不愿离开亲人，跟在父母身边，辗转不宁，惶恐不安，哭泣。 食欲不振，胃肠功能减弱，时有呕吐、腹泻，或呈营养不良容貌。 入睡困难，夜眠不安，易惊醒，多噩梦
学龄期儿童		有发作紧张、恐惧，担心将会有不祥之事发生，焦虑不安，搓手顿足，唉声叹气，诚惶诚恐，对家庭不满，抱怨或发脾气，拒绝上学，即使勉强到校也与同学和老师很少交往，上课注意力不集中，小动作多，难以完成课堂作业，成绩较差

自主神经系统功能紊乱症状，以兴奋症状为主，如呼吸急促、闭气、胸闷、心慌、头晕、头痛、出汗、恶心、呕吐、腹痛、口干、四肢发冷、腹泻、便秘、尿频、尿急、失眠、多梦等。

出现以下情况需要就医

家长需密切关注孩子的情绪行为，出现焦虑情绪及相关行为，或有自主神经系统兴奋表现时，需及时就医。

☺ 问题解答

※ 和焦虑症孩子一起学习、生活的正常孩子会受到影响吗?

焦虑症孩子根据病因和症状特征分为分离性焦虑、过度焦虑反应、社交性焦虑。

①分离性焦虑主要见于学龄前儿童,当与亲人分离时感到不安而产生明显焦虑。

②过度焦虑反应是对未来过分担心、忧虑、不切实际的烦恼。

③社交性焦虑是与人接触或谈话时紧张、害怕、局促不安,尤其是接触陌生人或在新环境。

焦虑症主要影响患儿的心理、行为,因此,一般来说,和焦虑症孩子一起学习、生活的正常孩子不会受影响。

※ 儿童焦虑症是如何治疗的?

儿童焦虑症以综合性治疗为原则,以心理治疗为主要手段。

※ 焦虑症孩子可以完全康复吗?

焦虑症孩子能否完全康复目前并不明确,但如果不及时治疗会导致患儿在社会、教育和疾病情况的发展出现显著障碍,而且往往会带来慢性化的病程,焦虑症状会持续到成年。

8. 磨牙症

磨牙症又称睡眠磨牙，指儿童在睡眠时咀嚼肌发生节律性运动，使上、下牙齿不断摩擦，并发出响声，是儿童时期较常见的睡眠障碍。

家长需要掌握的知识和技能

磨牙症病因尚不明确。应激情况下咀嚼肌是首先受累的肌肉之一，可引起肌肉紧张。儿童情绪焦虑时磨牙症状最显著。

● 磨牙症多发生在宝宝出牙时，症状可延续到青少年；磨牙能发出令人不愉快的摩擦声，干扰他人睡眠，且可引起疼痛，损坏牙齿，损伤软组织，导致牙周病。磨牙同时常伴有身体运动。

● 目前无理想药物治疗磨牙症。

● 非药物治疗包括：自我暗示、肌肉松弛练习、厌恶疗法、生物反馈疗法等。重症时可使用夜间牙齿保护器。

 ## 出现以下情况需要就医

磨牙如不及时处理，容易出现严重后果，如出现牙齿损坏、软组织损伤，影响进食、体格生长发育及颜面发育等情况，需及时就诊。

9. 夜醒

夜醒是儿童在夜间睡眠时常常醒来，不能持续地整夜睡眠，是儿童时期常见的睡眠障碍，好发于1~2岁宝宝。

家长需要掌握的知识和技能

新生儿期平均每日睡眠16~17小时，睡眠和觉醒周期相对短，3个月婴儿睡眠略减，周期稍长。

3个月时，70%婴儿夜间能顺利入睡；6个月时，85%入睡顺利；1岁时，大多数儿童已初步建立规律的睡眠模式，即长时间夜间睡眠和早、午小睡模式，并逐渐向成熟方向发展。

● 夜醒儿童没有建立昼醒夜眠的节律，表现为夜间不能持续睡眠，容易惊醒，轻则2~3次，重则4~5次，且伴哭闹不安。

● 夜醒预后良好，随着年龄增长及神经系统逐渐发育完善，疾病可获痊愈。

◇ 夜醒的原因

● 父母哺育方法不当，如随年龄增长，未减少夜间哺喂次数。

● 父母给予儿童过多关注，儿童在睡眠中稍有不安便立刻抱着、拍着、摇着，甚至含着乳头入睡。

● 父母感情不和，家庭气氛紧张，母亲焦虑或抑郁。

● 睡前精神刺激，打骂体罚；睡眠环境喧闹嘈杂，居住环境温度过低或过高。

● 婴儿衣被不合适，饥饿口渴；较大儿童睡前过度兴奋，睡前听故事，睡眠习惯不良。

出现以下情况需要就医

婴幼儿夜间不能持续睡眠、夜醒、哭闹，需要与躯体疾病引起的哭闹不睡觉区分鉴别，如发热、腹痛等，如家长不能判断或处理，请及时就医。

（十一）肾病科

儿童泌尿系统疾病起病隐匿，有其自身特点。部分患儿表现为慢性临床过程，反复或迁延，是成人期终末期肾病的高危人群。

泌尿系统包括肾脏、输尿管、膀胱、尿道。

①肾脏：儿童年龄越小，肾脏相对越重。两岁以内健康儿童腹部触诊时容易叩及肾脏。

②输尿管：婴幼儿输尿管长而弯曲，管壁肌肉和弹力纤维发育不良，容易受压及扭曲而导致梗阻，发生尿潴留而诱发感染。

③膀胱：婴儿膀胱位置比年长儿高，尿液充盈时，膀胱顶部常在耻骨联合之上，顶入腹腔而容易触到，随年龄增长逐渐下降至盆腔内。

④尿道：新生女婴尿道长约 1 cm（性成熟期 3~5 cm），且外口暴露又接近肛门，易受细菌污染。男婴尿道虽较长，但常有包茎和包皮过长，尿垢积聚时易引起上行性细菌感染。

若新生儿尿量每小时 < 1 ml/kg 为少尿，每小时 < 0.5 ml/kg 为无尿。学龄儿童每日排尿量 < 400 ml，学龄前儿童 < 300 ml，婴幼儿 < 200 ml 时为少尿，每日尿量 < 50 ml 为无尿。

泌尿系统

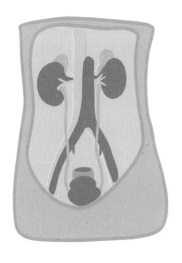

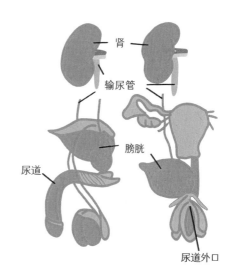

1. 尿频、尿急与尿痛

尿路受到致病微生物的侵犯，表现出尿频、尿急、排尿不适、尿痛，甚至发生腰痛、发热和血尿等症状，就是泌尿系感染，需要及时就医。

泌尿系感染是儿科常见的感染性疾病，大约 5% 不明原因发热的儿童患有泌尿系感染。严重的泌尿系感染会引起败血症或伤害肾脏，导致肾瘢痕的形成，甚至发生慢性肾衰竭和高血压等情况，因此积极预防非常重要。

泌尿系感染的病因

- 喝水少、憋尿会影响尿液的正常排泄，引起病原菌滋生。
- 外阴局部不清洁可使致病微生物由尿道口逆行，导致泌尿系感染，尤其是小婴儿尿道口易受到粪便的污染，且抵抗力差。
- 女孩尿道短，比男孩更易发生泌尿系感染。
- 先天泌尿系畸形或者梗阻，比如肾输尿管反流、肾盂积水等，容易引起反复泌尿系感染。

家长需要掌握的知识和技能

- 儿童多饮水，保证正常排尿量，学习、玩耍时别忘记排尿。
- 女孩每天清洗外阴。
- 有包茎的男孩注意局部清洁，必要时手术。
- 婴儿排便后清洁外生殖器，预防粪便对尿道口的污染。

出现以下情况需要就医

①孩子持续出现尿频、尿急、尿痛的下尿路刺激症状，且尿液混浊。

②婴儿在排尿时哭闹或持续地烦躁，反复高热，找不到明显感染部位。

问题解答

※ 儿童泌尿系感染是怎么得的？

感染途径一般分为以下四种：

- 上行感染：细菌自尿道进入膀胱、经输尿管上行至肾脏致病，这是女孩最常见的感染途径。
- 血行感染：细菌通过血液循环到达肾脏引起感染，多见于新生儿、小婴儿，常见于肺炎、败血症病程中。
- 淋巴感染：肠道与泌尿道之间有淋巴通路，肠道感染时可致泌尿系感染，但较少见。
- 直接感染：由于邻近器官的感染直接蔓延所致，如阑尾脓肿、盆腔化脓性炎症等。

※ 儿童泌尿系感染的检查方法有哪些？

血常规、尿常规、尿培养、肾功能、泌尿系 B 超、逆行尿路造影、肾静态显像等。

※ 如何判断孩子是否得了泌尿系感染？

反复发热，有尿频、尿急、尿痛的尿路刺激症状；对于婴幼儿如果出现发热，没有发现明显感染部位，一定要及时留取尿液做尿沉渣检查，对于小于 1 岁的孩子来说，发热可能是泌尿系感染的唯一表现。

※ 治疗泌尿系感染抗生素疗程是多久？

上尿路感染，即治疗肾盂肾炎抗生素疗程 10 ~ 14 天；下尿路感染，疗程 2 ~ 4 天；扩张性膀胱输尿管反流或原因不明的反复泌尿系感染患儿，在控制急性发作后需预防性抗菌治疗。

※ 泌尿系感染误诊漏诊的后果有哪些？

反复泌尿系感染可能合并存在泌尿系畸形或者梗阻，最常见的是膀胱输尿管反流，最终导致肾脏不可逆损害，只能靠透析替代肾脏治疗。

2. 血尿

血尿分为镜下血尿和肉眼血尿，尿沉渣镜检红细胞增多（显微镜下红细胞＞3个/高倍视野）称为镜下血尿；肉眼观察为红色尿，甚至有血凝块，同时镜检红细胞增多则称为肉眼血尿。

血尿的病因

假性血尿

- 摄入红色的食物，如红心火龙果、甜菜等。
- 服用药物，如利福平、磺胺。
- 食用含人造色素的食物。
- 挤压伤、烧伤、急性溶血等原因所致的血红蛋白尿或肌红蛋白尿。
- 新生儿尿酸盐结晶。
- 外阴部其他部位出血混入尿液中，如血便等。

真性血尿

98% 的血尿是由于泌尿系统疾病引起的，2% 的血尿由全身性疾病或泌尿系统邻近器官疾病所导致。导致血尿的疾病主要包括：

- 肾脏疾病：肾小球疾病，如 IgA 肾病、急性肾小球肾炎等；肾小管间质疾病，如间质性肾炎、多囊肾等；肾血管病变，如肾动脉或肾静脉血栓形成等。
- 泌尿外科疾病：如肿瘤、结石、前列腺炎、尿路损伤等。
- 血液系统疾病：如白血病、免疫性血小板减少症等。
- 尿路邻近器官感染：如阑尾炎、盆腔炎等。
- 运动性血尿：往往出现在剧烈运动之后，停止运动后血尿可逐渐消失。

- 直立性血尿：指血尿出现在身体直立时，平卧时则血尿消失。预后好，成年后大多数血尿逐渐减轻。

家长需要掌握的知识和技能

- 如果出现红色尿，首先要排除食物或者药物因素的影响、外部污染等情况。
- 观察孩子的一些症状，如出现眼睑或下肢浮肿、小便有泡沫且长时间不消退、肉眼血尿或尿镜检红细胞突然增高好几倍及血压高等情况时应及早就医。
- 明确家族是否有肾脏病病史。

问题解答

※ 孩子出现血尿怎么办？

如果发现孩子有肉眼血尿或在体检时发现镜下血尿，家长应及时带孩子去医院就诊做检查。

检查结果为良性血尿，或原因不明的无症状血尿，医生认为暂不需要治疗的，家长应该遵医嘱，定期随访。不要因为是良性血尿，就不重视或不随访。

※ 尿潜血阳性是不是都有异常?

不是。

尿液中存在游离血红蛋白、肌红蛋白等物质时,尿潜血可出现假阳性;尿液中存在大量的还原性物质,如维生素 C 时,可出现假阳性;部分健康儿童尿液分析尿潜血也可出现阳性。

※ 儿童长期血尿会导致贫血吗? 需要怎么食补?

血尿一般不会丧失多少红细胞,通常不会引起贫血,但合理的营养是需要的,同时不需要忌口,以免营养不均衡,影响生长发育。

※ 是不是孩子有血尿就是肾脏出了问题?

不是。

有一部分血尿来自输尿管、膀胱、尿道或其他部位。即使是来自肾脏的,部分无症状镜下血尿也是由良性肾脏疾病所引起的,如薄基底膜肾病,该病并不影响孩子的生长发育,家长仅需定期到医院复查孩子的尿常规和尿微量蛋白。

※ 血尿的孩子能不能活动?

无症状血尿的儿童,多数是良性的,可以参加一般的活动,避免过度疲劳和剧烈运动。

3. 水肿

水肿是指人体组织间隙有过多的液体积聚使组织肿胀，可分为全身性水肿和局部性水肿。

水肿的病因

分类	类别	病因
局部性水肿	生理性	睡前喝太多水、饮食中摄入盐太多、睡前或睡眠中哭泣等会造成双眼睑水肿
	炎症性水肿	眼睑蜂窝织炎、疖、痈等，多合并红肿热痛
	静脉回流障碍	静脉曲张、上腔静脉阻塞综合征、下腔静脉阻塞综合征等
	血管神经性水肿	荨麻疹、过敏性紫癜等
	感染性疾病	EB 病毒感染等
全身性水肿	肾源性水肿	多见于各型肾炎或肾病综合征。前者常合并血尿，为全身非凹陷性水肿；后者一般先眼睑及颜面部水肿，后全身凹陷性水肿
	心源性水肿	各种心脏疾病或全身疾病发展至心力衰竭而引发的水肿。左心衰竭主要引起肺水肿，右心衰竭引起全身水肿
	肝源性水肿	肝硬化是肝源性水肿最常见原因，主要表现为腹腔积液，常合并有腹胀、腹痛、肝大、黄疸、肝功能异常等表现
	内分泌疾病性水肿	如甲状腺功能减退症、甲状腺功能亢进、糖尿病等
	营养不良性水肿	由于慢性消耗性疾病、长期营养缺乏、重度烧伤等所致低蛋白血症可产生水肿。其特点是水肿发生前常有体重减轻表现

家长需要掌握的知识和技能

◆ 正确地判断是否存在病理性水肿

● 全身性水肿多为病理性水肿，并伴随其他症状，不能自发缓解；局部性水肿如眼睑水肿可能与水盐摄入过多相关，可自行缓解。

◆ 观察孩子的其他伴随症状

● 水肿病因多样，多合并其他伴随症状，需家长留心观察，便于向医生准确描述，分辨不同病因，对症治疗。

出现以下情况需要就医

● 出现水肿逐渐加重，并伴有精神差的状况。

● 合并发热、呼吸困难、疼痛、血尿、尿少、腹胀、黄疸等症状。

● 短期内体重下降明显或增加明显。

● 局部水肿不能自行消退。

问题解答

※ 眼皮水肿后几天全身开始肿，伴有小便泡沫多，是否需要就医？

出现这种情况，很有可能为急性肾小球肾炎、肾病综合征等疾病，家长要尽快带孩子去医院检查和治疗。

※ 过敏体质的孩子，为什么眼睛突然肿了？

原本就是过敏体质的孩子，如果患有荨麻疹、过敏性鼻炎等疾病，眼睛突然开始肿起，并伴随皮疹、流涕、鼻塞等症状，说明过敏性疾病要发作或者加重了。

※ 孩子爱趴着睡觉，醒后眼皮周围水肿，需要处理吗？

眼睑周围组织比较疏松，静脉、淋巴分布较多。孩子如果睡觉姿势不好，喜欢趴着睡，压迫眼睛，导致眼周的血液和淋巴回流受阻，那一觉醒来就可能会引起眼皮水肿。所以当孩子长时间趴着睡眠时，家长可适当帮其翻翻身。

※ 水肿了，多吃冬瓜、蒲公英、芹菜能消肿吗？

水肿原因多样，切勿追求快速消肿，食物消肿更不靠谱，有可能起到反作用，应尽快就医明确病因。

4. 尿频

尿频是指排尿次数增多，正常成人白天排尿 4~6 次，夜间就寝后 0~2 次；0~1 岁婴儿进水量多而膀胱容量小，日排尿约 20 次；1 岁时日排尿约 15 次；至学龄前期和学龄期儿童日排尿 6~7 次。

尿频的病因

分类	病因	临床表现
生理性尿频	因气候寒冷、饮水过多、精神紧张时排尿次数增多，属正常现象	每次尿量不少，不伴随发热、尿痛、尿急等症状，去除病因后可自行缓解
病理性尿频	泌尿道感染	尿路受到致病微生物的侵犯，表现为尿频、尿急、排尿不适、尿痛，甚至发生腰痛、发热和血尿等症状，尿常规检查白细胞明显增高或尿培养阳性
	局部因素	男童包皮过长，包皮炎；女童外阴炎、蛲虫刺激阴部、裤子过紧等也会引起尿频
	泌尿道畸形或梗阻性疾病	泌尿道肿瘤、膀胱输尿管反流、隐形脊柱裂、尿路结石等，需要查泌尿系超声、腰骶椎 X 线片明确诊断
	神经精神性尿频（白天尿频综合征）	多发生在学龄前儿童，发病特点是尿频，2~10 分钟 1 次，单次排尿量很少，睡眠后无尿频。尿检正常，精神、食欲正常。多与精神紧张相关
	多尿性尿频	排尿次数增多而每次尿量不少，全日总尿量增多。见于糖尿病、尿崩症、精神性多饮和急性肾衰竭的多尿期

儿童容易尿频的易感因素

● 喝水少、憋尿会影响尿液的正常排泄，引起病原菌滋生，导致泌尿系感染，引起尿频。

● 外阴局部不清洁可使致病微生物由尿道口逆行，导致泌尿系感染的尿频，尤其是小婴儿尿道口易受到粪便的污染，且抵抗力差，发生概率更大。

● 大脑皮层发育不完善，对脊髓初级排尿中枢的抑制功能差。

● 心智发育不成熟，容易受到外界刺激的影响而出现尿频。

家长需要掌握的知识和技能

◆ 正确地判断是否存在病理性尿频

　　病理性尿频多合并发热、尿痛、尿急、体重下降、精神状态差等症状，且尿频不会自行缓解。

◆ 不要批评指责孩子

　　尿频原因多样，有些孩子因为尿频、尿湿裤子而受到家长指责批评，这对孩子是雪上加霜，找到病因并正确治疗才是最重要的。

出现以下情况需要就医

● 出现发热、尿痛、体重下降、精神状态差的状况。

● 出现多饮多尿、体重下降，有糖尿病家族史。

● 包皮过长、反复包皮炎。

● 少尿、血尿等。

问题解答

※ 女孩尿频最常见的原因是什么？

　　女孩尿道短，比男孩更易发生泌尿道感染。尤其是小婴儿，尿不湿更换不及时、大便后肛门擦拭手法不对均可导致泌尿系感染，需加强护理，排便后及时清洗外阴。

※ 男孩最常见的尿频原因是什么？

　　男孩尿频多是由于包皮污垢或龟头刺激导致，尿路感染导致较少。需要轻柔地翻开包皮，露出龟头并用流动的清水冲洗，同时避免过度拉扯及冲洗过度。必要时需要外科手术。

※ 神经精神性尿频的孩子如何治疗？

　　首先要到医院完善相关检查排除器质性病变；对于短期内神经精神性尿频的患儿，家长需要找出引起孩子精神紧张的原因，如不愿意去幼儿园、父母吵架、老师批评等，安抚而不是打骂，转移孩子注意力，饮食上避免高糖高盐，健康饮食，营造轻松愉快的氛围。

六、儿童用药安全

儿童由于年龄和体重的限制，口服药的服用与成人有很大区别。

由于儿童的特殊性，药物的临床试验也很难能够做到，所以从研发到临床投入的周期都比较长，这就导致了超范围、超说明书、超适应证、超剂量的情况普遍存在，每年因用药造成纠纷、投诉、意外伤害，甚至危及生命的事件屡屡发生，所以儿童用药安全的问题值得每位家长关注。

儿童常用药物剂型

干糖浆剂：味甜、粒小、易溶化，而且方便保管，不容易变质。服用时需用水稀释，注意避免婴幼儿服用时因急于吞咽造成呛药。

咀嚼片剂：咀嚼片剂中因加入了糖和果味香料而香甜可口，便于嚼服，适用于周岁以上的宝宝服用。注意妥善保管，以免孩子当成"糖豆"大量食用，引起药物中毒。

颗粒剂：由药物与适宜的辅料制成的干燥颗粒状制剂，但一般不含糖，常加入调味剂，且独立包装，便于掌握用药剂量。服用时使用 80 ~ 100℃的开水冲泡，尽量完全溶解药物，若杯底有沉淀，可加热水搅拌或晃动杯子溶解后再服用。

中药配方颗粒剂，只需放在阴凉干燥处即可，最好不要放进冰箱，因为湿度相对较大，颗粒剂密封性若不好，反而更加容易产生吸潮结块。

滴剂：适合于周岁以内的婴幼儿，可混合于食物或饮料中服用，必须严格按照说明书剂量使用。

混悬液：是将不溶解的药物加入适当的赋形剂制成的上液下固制剂，服用时一定要先摇匀。

口服液：是由药物、糖浆或蜂蜜和适量防腐剂配成的水溶液，也是目前最常用的儿童制剂之一。口服液的稳定性较好，易于储存和使用，部分药物在说明书中注明用前需摇匀，大剂量包装单位药品在使用时要使用适当量器（＜5 ml 可使用注入筒或滴管，＞5 ml 可使用小量杯量取）。

1. 儿童口服用药注意事项

儿童服用口服药的特点

- 配合度和吞咽能力差。
- 口服片剂不慎可误入气管。
- 喂药时溅撒、量取误差。
- 易发生药物相关的腹泻。

家长需要掌握的知识和技能

◇ 常用药品安全储存要领
- 使用儿童安全包装药品。
- 放在儿童或宠物看不到且碰不到的地方。
- 储药柜加装儿童防开装置。
- 定期检查储药柜，清除过期药品。

◇ 正确给婴幼儿喂服口服药
- 婴儿喂药时包裹固定、抬高头部，使用喂药器或吸管少量多次，自婴儿口角处顺颊方向慢慢导入药液，待药液咽下后方将喂药器（吸管、药匙）拿开，避免呛咳。
- 可用拇指和食指轻捏婴儿双颊，使之吞咽。
- 婴儿喂药应在喂奶前或两次喂奶间进行，以免呕吐后发生误吸。
- 幼儿喂药前给予一定的选择权（服药姿势、场所、药丸先后顺序），鼓励孩子的配合。
- 避免在儿童面前服用药物，防止因

小孩子模仿大人的行为误服药物。
- 避免在喂食儿童药物时，哄骗小孩药品是糖果。
- 喂食儿童药物时，请详阅包装指示，重复确认拿取的药物及药量是否正确。

出现以下情况需要就医

出现药物误服、超剂量服用、服用后出现任何的不良反应，包括呕吐、腹泻、呛咳、皮疹等状况，需要及时到医院就诊。

问题解答

※ 药品都需冷藏储存吗？

大部分的药品适宜在阴凉的环境下储存，需要看清说明书上的标示，不同的药品适宜的储存温度不一样，药品的储存温度有下列几种情况：常温（10～30℃）、阴凉（不超过20℃）、冷藏（2～10℃）、冷冻（0℃以下）。

儿童常用口服药：酪酸梭菌二联活菌散、双歧杆菌活菌制剂、三联活菌散剂、脾氨肽口服冻干粉等需冷藏储存。

不是所有的药品都适合冷藏保存，糖浆类药品（止咳糖浆等）在过低的温度下，药物或糖分会析出，导致浓度不准确。

※ 如何正确喂服小剂量的口服药？

服用小剂量药物时，例如地高辛、苯巴妥钠等，取量时可将药片碾碎适当加入温开水混匀，方便取量；也可用等量的温水稀释后取量。

例如：医嘱是苯巴比妥钠片 5 mg 口服，8 小时 1 次。苯巴比妥钠 1 片为 30 mg，可用 6 ml 温水充分化开，取 1 ml 口服即可。

※ 宝宝吐药是否需要补服?

服用药物的效用以 1 小时为准，如果在 1 小时以内大量呕吐，则予口腔清洁漱口后再补服一剂；若超过 1 小时后呕吐，则不需补服。

◆ 口服药的饮食禁忌

解热镇痛剂：避免和饼干、果汁等高碳水化合物一起服用，以防药效因消化过于缓慢，不能迅速退热、止痛。

治疗贫血的铁质成分药剂：避免以茶和咖啡配服。

微生态制剂：避免以温度过高的开水配服，因为高温会使有效成分失去活性，减低药效。

◆ 家长喂药时存在的误区

误区一：捏住宝宝的鼻子强行喂药

● 造成后果：宝宝容易将药物呛入呼吸道而窒息。

● 挽救措施：一旦发生这种情况，应当立即双手环抱宝宝腹部，使之背紧贴救护人的腹部，用力挤压患儿腹部，同时使之弯腰，反复几次，以期排出气管内异物（海姆立克急救法，详见"异物卡喉"章）。如果无效，立即送往医院。

误区二：给宝宝干吞药片

● 造成后果：干吞药片容易使药片停留在消化

道而损害消化道黏膜。

● 挽救措施：喂药时一旦发生呛咳，应立即使宝宝的头略低并偏向一侧，同时用空心掌叩打背部，防止将药片吸入肺内。

误区三：没有依照指示在服药前摇匀糖浆药剂或者任意使用饮料服药

● 造成后果：一些糖浆类的药物是把各种成分混合在一起，静置一段时间后药物会出现沉淀，不摇匀会导致上部 2/3 药液浓度偏低，而下部 1/3 药液浓度偏高，服药达不到应有的效果；这一点对于混悬液制剂（如吗丁啉混悬液）尤为重要。

● 正确做法：按说明书要求将药物用前摇匀后倒入量杯里，让宝宝服下。

此外，有的家长会让宝宝用果汁、饮料服药。果汁中含有酸性物质，可使许多药物提前分解，或使糖衣提前溶化，不利于胃肠吸收；碱性药物更不能与果汁同时服用，因为酸碱中和会使药效大减。有的家长用牛奶给宝宝服药，牛奶中含大量蛋白质、脂肪酸，可在药片周围形成薄膜将药物包裹起来，影响机体对药物的吸收，同时，牛奶及其制品中含有较多的钙、磷酸盐等，这些物质可与某些药物生成难溶性盐类，影响疗效。

误区四：喂药时欺骗宝宝说药物味道就像糖果一样

● 造成后果：宝宝会误以为药和糖是一个概念，误以为药是糖而乱吃。

● 正确做法：教育宝宝要遵守服药的规定，就像教育宝宝不能玩火一样，让宝宝记住"只有在父母许可的情况下才能吃药"。对宝宝说一种药的口味"不错"并非不可，但是要提醒宝宝只能服用大人给他的药品，同时将所有的药品放在孩子无法拿到的地方。

误区五：任意加大或减小药物用量

● 造成后果：家长是宝宝用药的执行者，有些家长求愈心切，认为加大用药剂量能使病症早日获愈，便盲目给宝宝加大服药剂量，也有些家长给宝宝重复用药或同时用多种药物。其实，服用药物的剂量越大，其出现毒副作用的概率也越大，甚至会导致宝宝发生急性或蓄积性药物中毒。

反之，有些家长则过于谨慎，害怕宝宝服药后出现副作用，便随意减少服药剂量，殊不知，药物剂量过小，在体内达不到有效浓度，就不可能发挥最佳疗效；还有些家长给宝宝服药随意性很大，想起就服，忘了也无所谓，结果不但治病效果欠佳，而且还容易引起细菌产生耐药性和抗药性。

还有些家长在给宝宝治病时耐不住性子，一种药物才用几天，甚至几次，因见不到明显效果，便认为该药效果不好，于是频繁更换药物。其实，频繁更换药物不仅难以获得应有的效果，而且还会使机体产生耐药性和不良反应，使治疗更趋复杂化。

● 正确做法：一定要按照医嘱服药。

误区六：盲目应用退热药

● 造成后果：婴幼儿最常见的症状就是发热，所以退热药的应用时机是很重要的。婴儿退热药中的有效药物浓度比孩童配方高一些，有些药物婴儿服用的量甚至超过孩童配方的3倍之多。这样做的原因是婴儿对药物的吸收力相对较小，并且更容易将药吐出来。

● 正确做法：仔细阅读药瓶、药盒上所有的标贴指示，特别注意是"婴儿配方"还是"儿童配方"。婴幼儿的发热，如果不超过38.5℃，既往又无惊厥史的，可多喝水或者物理降温。超过38.5℃或者防止惊厥时才能服用对乙酰氨基酚，每千克体重10～15mg/次，若持续发热，可间隔4~6小时重复用药一次，24小时内不超过4次；或者布洛芬混悬液每千克体重5～10mg/次，需要时每6～8小时可重复使用，24小时内服用不超过4次。

2. 儿童常用药物用法用量

蒙脱石

【规格】散剂:3 g/ 包

混悬液:60 ml:6 g、90 ml:9 g、120 ml:12 g、150 ml:15 g、180 ml:18 g

【用法用量】散剂:口服给药。

年龄	用量
1岁以下	一日3 g, 分3次服用
1 ~ 2岁	一日3 ~ 6 g, 分3次服用
2岁以上	一日6 ~ 9 g, 分3次服用
用于急性腹泻时首剂加倍	

混悬液:摇匀后口服。

年龄	用量
1岁以下	10 ml/次, 一日3次
1 ~ 2岁	10 ~ 20 ml/次, 一日3次
2岁以上	20 ~ 30 ml/次, 一日3次

【禁忌证】对本药过敏者。

酪酸梭菌二联活菌

【规格】胶囊:420 mg/ 粒

散剂:500 mg/ 袋

【用法用量】口服给药。

胶囊:一次420 mg, 一日2次。

散剂:一次500 mg, 一日2次。

说明:

①急性腹泻连用3 ~ 7 日,慢性腹泻连用14 ~ 21 日。

②本药为活菌制剂,应用凉开水送服。

③儿童用药可取胶囊内药粉或散剂用凉开水、果汁、牛奶溶解后送服。

【禁忌证】对微生态制剂有过敏史者。

布洛芬

【规格】混悬滴剂20 ml:0.8 g

【用法用量】口服给药。

年龄	体重（kg）	单次剂量(ml)
6 ~ 11 月龄	5.5 ~ 8.0	1.25
12 ~ 23 月龄	8.1 ~ 12.0	1.875
2 ~ 3 岁	12.1 ~ 15.9	2.5
4 ~ 6 岁	16 ~ 21	3.0
7 ~ 9 岁	22 ~ 27	4.0
10 ~ 12 岁	28 ~ 32	5.0

【禁忌证】

① 对本药或其他非甾体类消炎药(NSAIDs)过敏者。

②有使用阿司匹林或其他 NSAIDs 后诱发哮喘、鼻炎、荨麻疹或血管神经性水肿史者。

③有使用 NSAIDs 导致消化道出血或穿孔史者。

④活动性消化性溃疡或出血、曾复发溃疡或出血的患者。

⑤肝病、肾病、心脏疾病患者。

口服补液盐（Ⅲ）

【规格】5.125 g:氯化钠0.65 g、氯化钾0.375 g、柠檬酸钠0.725 g 和无水葡萄糖3.375 g

【用法用量】口服给药。每5.125 g 溶于250 ml 温水中,随时口服。

开始时50 ml/kg,4 小时内服完,随后根据患儿脱水程度调整剂量,直至腹泻停止。婴幼儿需少量多次给予。

预防腹泻引起的轻中度脱水,6 个月以下儿童,一次50 ml;6 个月至2 岁儿童,一次

100 ml；2～10岁儿童，一次150 ml。

【禁忌证】

①对本药任一成分过敏者。

②肾功能不全（尤其是少尿或无尿）者。

③由于严重呕吐等原因不能口服的患者。

④葡萄糖吸收障碍患者。

⑤肠梗阻、肠麻痹或肠穿孔患者。

⑥酸碱平衡紊乱伴代谢性碱中毒患者。

布拉氏酵母菌

【规格】散剂：0.25 g/袋

【用法用量】口服给药。3岁以下儿童：一次0.25 g，一日1次；3岁以上儿童：一次0.25 g，一日2次。

给药方式说明：

①可于任何时间服用，但若要取得速效效果，应避免在进餐时服用。

②不可与超过50℃的、冰冻的或含酒精的饮料及食物同服。

【禁忌证】

①对本药过敏者。

②中央静脉导管输液的患者（可能致全身性真菌感染）。

对乙酰氨基酚

【规格】片剂：0.1 g/片、0.16 g/片

　　　　颗粒：0.08 g/袋、0.1 g/袋、0.16 g/袋、0.25 g/袋

　　　　干混悬剂：0.3 g/袋

　　　　混悬液：15 ml：1.5 g

　　　　滴剂：10%

【用法用量】口服给药，单次用量如下：

● 片剂：0.1 g/片、0.16 g/片

年龄（岁）	体重（kg）	0.1 g/片规格（g）	0.16 g/片规格（g）
1～3	10～15	0.1～0.15	0.08～0.16
4～6	16～21	0.15～0.2	0.16～0.24

年龄（岁）	体重（kg）	0.1 g／片规格（g）	0.16 g／片规格（g）
7～9	22～27	0.2～0.3	0.24～0.32
10～12	28～32	0.3～0.35	0.32

● 颗粒（一）0.08 g／袋、0.1 g／袋、0.16 g／袋

年龄（岁）	体重（kg）	0.08 g／袋规格（g）	0.1 g／袋规格（g）	0.16 g／袋规格（g）
1～3	10～15	0.08～0.16	0.1～0.15	0.08～0.16
4～6	16～21	0.16～0.2	0.15～0.2	0.16～0.24
7～9	22～27	0.2～0.28	0.2～0.3	0.24～0.32
10～12	28～32	0.28～0.32	0.3～0.35	0.32

● 颗粒（二）0.25 g／袋

年龄（岁）	体重（kg）	一次用量（g）
1～3	10～15	0.125
4～9	16～27	0.125～0.25
10～12	28～32	0.25～0.375

● 干混悬剂：0.3 g／袋

年龄（岁）	体重（kg）	一次用量（g）
1～3	10～15	0.1～0.15
4～6	16～21	0.15～0.2
7～9	22～27	0.2～0.3
10～12	28～32	0.3

● 混悬液：15 ml:1.5 g

年龄（岁）	体重（kg）	一次用量（ml）
1～3	12～15	3
4～6	16～21	5
7～9	22～27	8
10～12	28～32	10

● 滴剂：10%

年龄（岁）	体重（kg）	一次用量（ml）
1～2	10～15	1～1.5
3～6	16～21	1.5～2
7～9	22～27	2～3
10～12	28～32	3～3.5

【禁忌证】

①对本品过敏者。

②严重肝功能不全、严重活动性肝病患者。

③严重肾功能不全者。

④有使用阿司匹林或其他 NSAIDs 后诱发哮喘、荨麻疹或过敏反应的患者。

⑤有使用 NSAIDs 后发生胃肠道出血或穿孔史者。

⑥活动性消化性溃疡或出血、有复发溃疡或出血史者。

⑦重度心力衰竭患者。

⑧3 岁以下儿童禁用本药灌肠液。

枯草杆菌二联活菌

【规格】颗粒：1 g/ 袋

　　　　胶囊：250 mg/ 粒

【用法用量】口服给药。

2 岁以下，一次 1 袋（粒），一日 1~2 次；2 岁以上，一次 1~2 袋（粒），一日 1~2 次。

用 40℃以下温开水或牛奶冲服，也可直接服用。

【禁忌证】对微生态制剂有过敏史者。

七、预防接种

预防接种是指运用人工制备的疫苗，通过合适的途径接种于人体，从而产生对某种传染病特异性的保护性抗体。

预防接种可以有效预防传染病的发生和流行，及时预防接种是儿童入园和入学的必备条件。

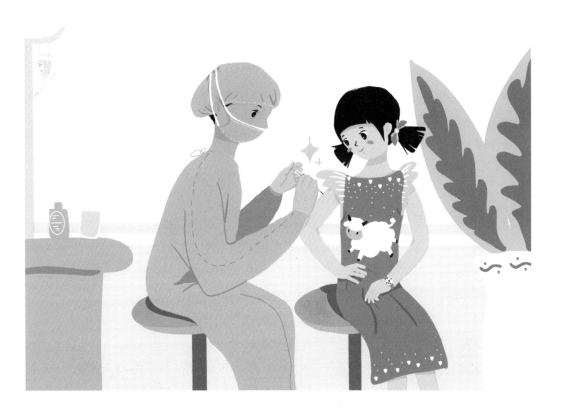

预防接种疫苗分类

● 第 1 类疫苗：又叫免费疫苗，是由国家免费提供、没有特殊情况必须接种的疫苗。 疫苗名称、接种顺序可参照儿童预防接种证。

● 第 2 类疫苗：又叫自费疫苗，是家长自愿选择、自费接种的疫苗，能够给宝宝提供更加广泛的免疫保护。常用的 2 类疫苗有 13 价肺炎球菌疫苗、流行性感冒病毒疫苗、手足口病疫苗、轮状病毒疫苗、水痘疫苗、b 型流感嗜血杆菌（Hib）疫苗等。

家长需要掌握的知识和技能

哪些情况不能接种疫苗

● 对疫苗成分过敏者。

● 患有严重的心脏病、肝脏病、肾脏病等慢性病。

● 急性传染病、慢性传染病急性发作期间。

● 患有免疫缺陷病。

● 过敏性疾病急性发作期。

● 未完全控制的癫痫。

哪些情况应暂缓接种

● 患发热、流涕、咳嗽、呕吐、腹泻等疾病期间。

● 接种部位有皮疹、感染化脓。

疫苗接种后的不良反应和处理

● 注射部位出现红肿、疼痛，1 ~ 2 天后可消退，无须特殊处理，肿胀明显者可用干净毛巾局部热敷。

● 发热，多为低热、中等度热，适当饮水，物理降温。38.5℃以上可口服布洛芬退热，1 ~ 2 天缓解。

● 全身反应，比如乏力、全身不适、头痛、食欲不振，适当休息，多在 1 ~ 2 天缓解。

● 皮疹，注射部位周围散在皮疹，无瘙痒、精神状态良好时无须处理。

- 肩痛、肩部上抬时哭闹，可以局部热敷、理疗。
- 严重过敏反应：接种疫苗后数分钟至数小时内出现皮肤瘙痒、荨麻疹或局部血管神经性水肿，喉部发紧、胸闷和呼吸困难，晕厥、心悸和血压低等表现，发生率很低，但后果严重，需紧急救治。
- 预防方法：接种疫苗前详细询问宝宝过敏史，接种后留观至少 30 分钟。

出现以下情况需要就医

- 有热性惊厥病史，接种疫苗后高热。
- 接种疫苗后反复发热超过 3 天，精神状态不好。
- 接种部位出现感染化脓。
- 肩部疼痛、活动受限，热敷、理疗处理后疼痛不好转。

问题解答

※ 接种过手足口病疫苗，为什么还得手足口病？

　　手足口病疫苗是含肠道病毒 71 型（EV71）灭活疫苗，可以预防 EV71 感染引起的重症手足口病，但不能预防柯萨奇病毒感染引起的手足口病。

※ 宝宝生病推迟接种会不会影响疫苗效果？

　　推迟接种疫苗，接种疫苗产生的保护作用会相应推迟，疫苗整体的保护效果不会受到影响。

※ 注射过丙种免疫球蛋白能不能接种疫苗？间隔多久再接种？

　　丙种免疫球蛋白含有抗体，可能会抑制机体对注射减毒活疫苗的免疫应答，从而减弱接种疫苗产生的保护作用，因此注射减毒活疫苗与注射丙种免疫球蛋白需间隔 8~11 个月。

※ 有热性惊厥病史，能不能接种疫苗？

　　有热性惊厥病史的孩子在接种前 1 周身体健康，可以接种疫苗，但需告知家长接种疫苗可能会诱发热性惊厥发作。家长要考虑宝宝接种疫苗的风险和收益，权衡利弊后决定是否接种。

※ 患有先天性心脏病的儿童能不能接种疫苗?

● 需根据病情决定。

● 如果是无左右分流心脏病或左向右分流心脏病,血流动力学稳定、无心力衰竭表现,可以正常接种疫苗。

● 先天性心脏病术后 3 个月,血流动力学稳定、心功能正常,可以正常接种疫苗。

● 心脏病合并低氧血症、血流动力学不稳定、肺动脉高压等,不能接种疫苗。